U0196853

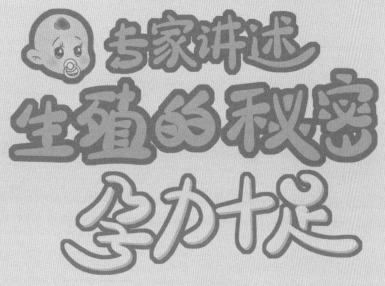

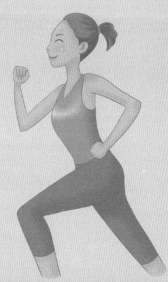

"十三五"国家重点出版物出版规划项目

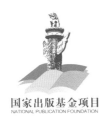

国家出版基金项目
NATIONAL PUBLICATION FOUNDATION

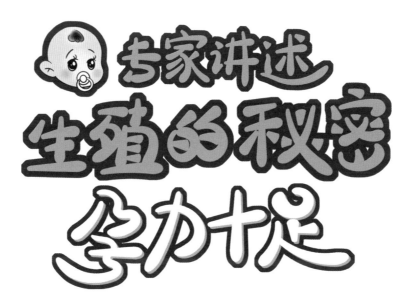

专家讲述 生殖的秘密 孕力十足

乔杰 李蓉 主编

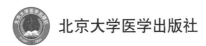

北京大学医学出版社

ZHUANJIA JIANGSHU SHENGZHI DE MIMI——YUNLI SHIZU

图书在版编目（CIP）数据

专家讲述生殖的秘密.孕力十足/乔杰,李蓉主编.—
北京:北京大学医学出版社,2021.12（2024.12 重印）
　ISBN 978-7-5659-2554-2

　Ⅰ.①专…　Ⅱ.①乔…②李…　Ⅲ.①优生优育－基
本知识　Ⅳ.① R169.1

　中国版本图书馆 CIP 数据核字 (2021) 第 257968 号

## 专家讲述生殖的秘密——孕力十足

主　　编：乔 杰 李 蓉

出版发行：北京大学医学出版社

地　　址：（100191）北京市海淀区学院路38号　北京大学医学部院内

电　　话：发行部 010-82802230；图书邮购 010-82802495

网　　址：http://www.pumpress.com.cn

E - mail：booksale@bjmu.edu.cn

印　　刷：北京金康利印刷有限公司

经　　销：新华书店

责任编辑：张凌凌　　责任校对：靳新强　　责任印制：李 啸

开　　本：787 mm × 1092 mm　1/ 16　印张：15.25　　字数：206千字

版　　次：2021年12月第1版　2024年12月第2次印刷

书　　号：ISBN 978-7-5659-2554-2

定　　价：80.00元

# 编者名单

主　编：乔　杰　李　蓉

副主编：严　杰　杨　蕊　杨　硕

编　者：（按姓名汉语拼音排序）

邓　凤　杜晓果　郭　薇　韩　晶　李　姣　李　莉

李楠楠　刘娜娜　潘宁宁　宋　颖　王　霞　王　洋

杨璞玉　张春梅　张红霞　张佳佳　赵红翠

绘　图：赵　清

# 序

每一个备孕家庭都希望得到专业易懂的指导。

随着社会科学的进步，人们对于健康知识也愈发渴求。生育健康是许多家庭都会遇到的问题。生殖医学的进步也给更多的不孕家庭搭建了寻求帮助的平台。作为生殖健康领域的工作者，除了诊疗工作外，也同时希望能够为有生育要求的家庭提供医学科普和健康指导。

基于这样的初心，我们开展了这项科普书籍的编撰工作。本项目共包括四本科普书，分别从男女双方备孕、生育力保护、助孕诊治以及孕期指导等方面用最简单平朴的语言，以求深入浅出地将人们最关注的生育相关问题一一解答。语言追求生动有趣，医学知识追求专业易懂，内容构造追求全面详细。

特别感谢国家出版基金的支持，让我们的项目和想法得以实现。感谢北大医学出版社为此提供平台和专业的帮助。本书由北京大学生殖医学研究领域的专家、学者共同编写，作者团队的专业水平及科研水平在国内处于领先地位。北京大学第三医院生殖医学中心每日接诊大量不孕症家庭，在帮助他们助孕的同时也走近这些家庭，了解和体悟到他们的困难和焦虑，希望通过这一系列的书籍帮助更多有生育需求的家庭，健康备孕，科学助孕。

乔 杰

2020年9月

# 前 言

生育力决定着女性和男性孕育后代的能力，影响家庭的完整和社会的和谐。无论是女性还是男性，都希望对自身生育力状态有所了解，有所保护。

《专家讲述生殖的秘密——孕力十足》一书从生育力的概念、生育力的评估方法、影响生育力的因素、生育力的保护、保存技术及相关法规与伦理等方面进行介绍，并根据目前的最新进展，针对百姓关心的话题进行一一解答，同时配合大量形象的图片，使读者可以生动而轻松地了解、学习相关生殖健康知识。

本书的编者均为来自北京大学第三医院生殖医学中心的一线临床工作者，团队的专业水平在国内及国际均处于领先地位。在国家出版基金、"十三五"国家重点出版物出版规划项目及北京大学医学出版社的联合支持下，编写团队倾力将相关专业知识深入浅出地讲述给读者。

希望这本科普书籍可以帮助读者们正确认识生育力的健康状态，提高自我保护生育力的意识，了解获取医学帮助的正确途径，缓解面临生育问题时的焦虑，帮助大家科学保护、保存生育力。

李 蓉

2021年10月

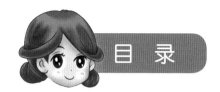

# 目　录

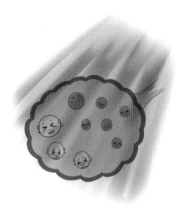

# 第五篇
## 生育力保存安全可靠吗

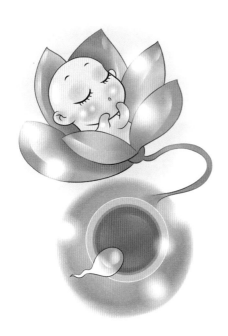

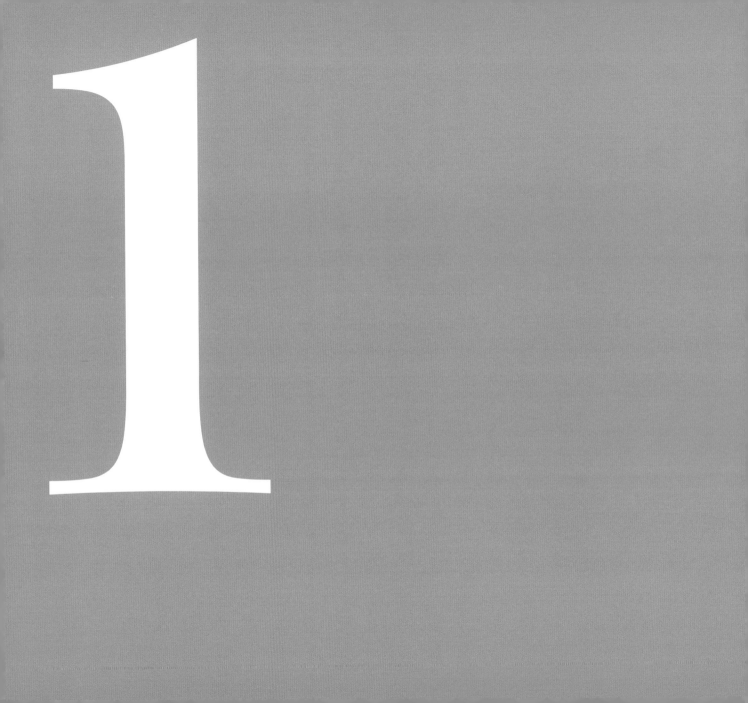

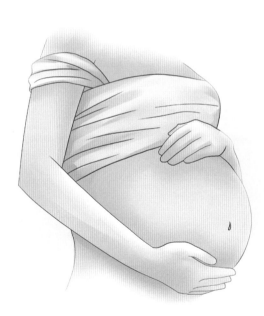

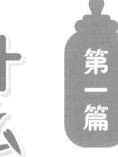

第一篇

什么是生育力

# 1

## 生育力是一种什么力？

"花有重开日，人无再少年。""逝者如斯夫，不舍昼夜。""盛年不重来，一日难再晨。""劝君莫惜金缕衣，劝君惜取少年时，有花堪折直须折，莫待无花空折枝。"时光匆匆如白驹过隙。如果真有什么可以丈量时光，那么女性的生育力就是其中一种。每次月经抛出的卵子记录着时光的流逝。正所谓年年岁岁人相似，岁岁年年"力"不同。那么这个娇贵的女性"生育力"到底是一种什么力呢？

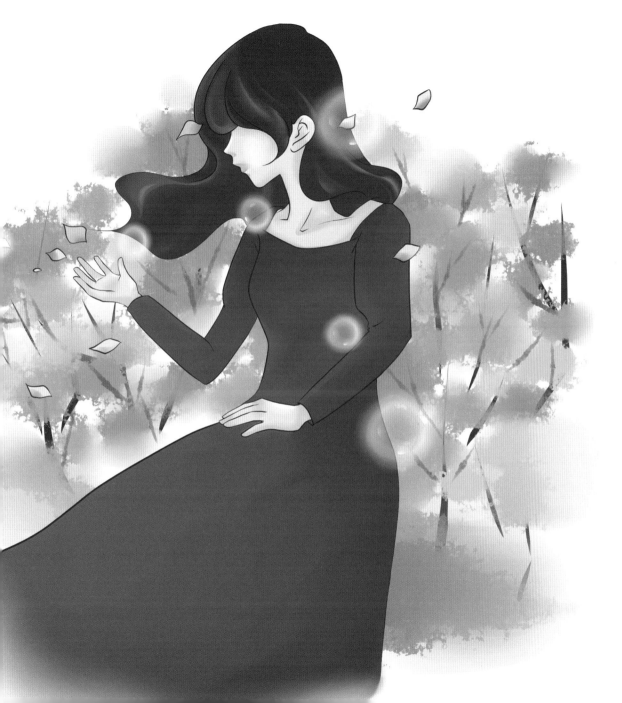

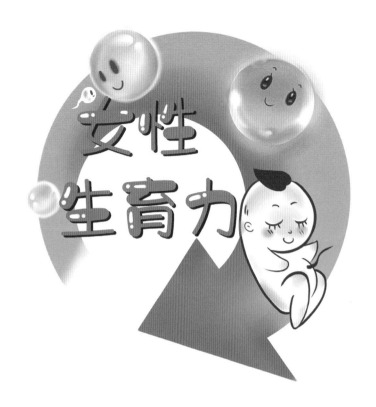

## 一、女性生育力的定义

生育力（fertility）是指女性能够产生卵母细胞（俗称卵子），卵母细胞受精并孕育成胎儿的能力。简而言之，就是指女性在单位时间内受孕的能力。女性的卵子数量在出生的那一刻即已被确定，因此每个女性的生育力都像一个"只出不进"的"卵子"储备银行，每月支出，但没有收益。随着年龄的增长，这个卵子的储备银行逐渐消耗，甚至亏空。

　　拥有正常生育力的女性婚后在不避孕的情况下，每个月经周期的受孕率为25％~30％，6个月受孕率为65％，12个月受孕率为86％。随着年龄的增长，受孕率会逐渐下降。因此，临床上通常把性生活正常，未采取避孕措施一年未成功妊娠定义为"不孕症"。

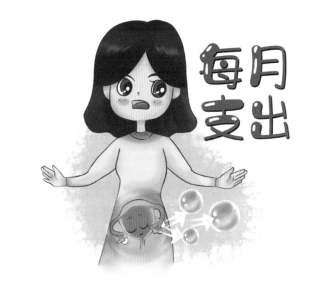

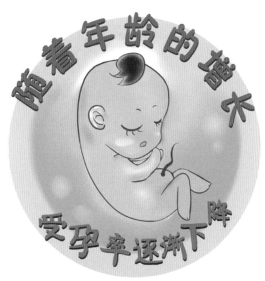

## 二、女性生育力的"隐形杀手"

### 1. 年龄

年龄是女性生育力的最大关卡。女性在25～30岁时生育力最强，即"黄金生育期"，此时的女性卵巢拥有较多的优质卵母细胞；30岁以后则缓慢下降，而一旦超过35岁，生育力会迅速下降，受孕概率降低，相反，自然流产率、胎儿畸形率、孕产妇并发症的发生率都明显增加。

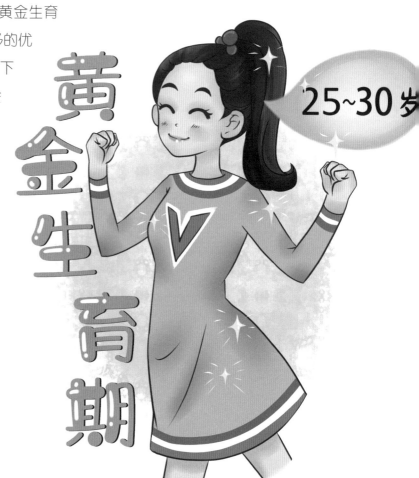

黄金生育期

25~30岁

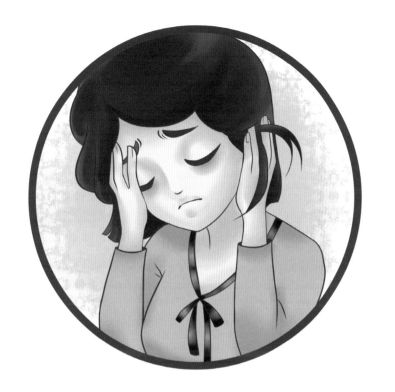

## 2. 精神压力

　　现代快节奏的生活让育龄期妇女长期处于精神紧张、焦虑的状态。在我国，焦虑在不孕女性中的发生率高达72％，远高于普通人群。长期的焦虑可干扰女性下丘脑–垂体–性腺轴，抑制大脑释放调节生育力的激素，引起内分泌紊乱、排卵障碍，形成"越想怀孕越难怀孕"的尴尬局面。

### 3. 不良生活方式

　　熬夜、吸烟、酗酒以及不健康的饮食习惯都会影响女性的激素水平和生殖内分泌系统，降低女性的生育力。

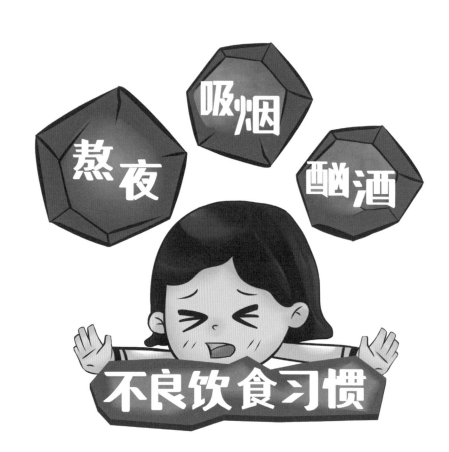

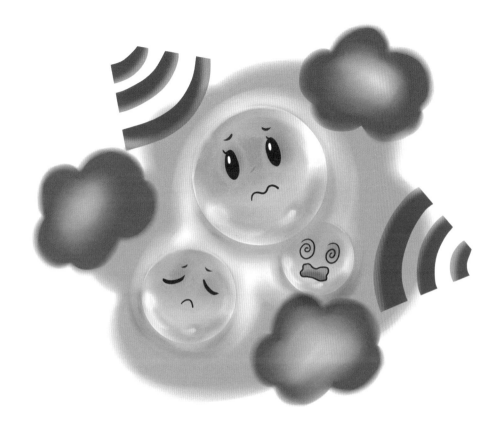

### 4. 环境污染

环境污染包括辐射、电磁、雾霾、高温环境、汽车尾气、装修污染等。长时间接触一些有害的化学物质，可以破坏卵母细胞，影响卵母细胞的质量。

是否生育是个人选择，但生育是每个育龄期女性的权利。所以身为女性，如果你想成为母亲，最好尽早生育。

有些女性会有这样的悔恨：曾经有一份富足的生育力摆在我的面前，我没有去珍惜，直到失去后才后悔莫及。人生的悲哀莫过于此，如果上天再给我一次机会，我愿意对她说一声"我需要你！"

　　希望大家不要重蹈覆辙。

（王霞）

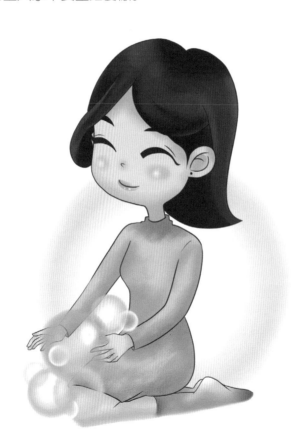

# 2

## 黄金生育年龄是什么?

女性可能都听过这样的话："要抓紧生孩子啊,超过年龄就不好生了。"很多媒体也在宣传"女人生育存在黄金年龄"。然而,当代社会,越来越多的女性有职业追求,在社会中扮演着多重角色。在进行生育选择时,往往需要平衡家庭与事业,所以全球普遍出现晚育的趋势。1990—2017年,我国女性平均初次生育年龄从23.4岁提高到26.8岁。大城市中,这一现象尤

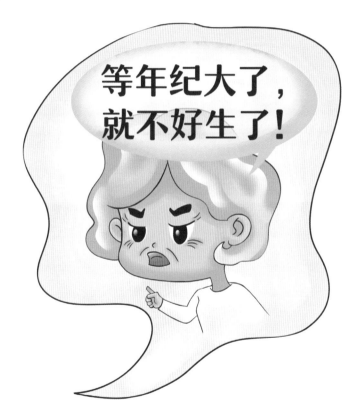

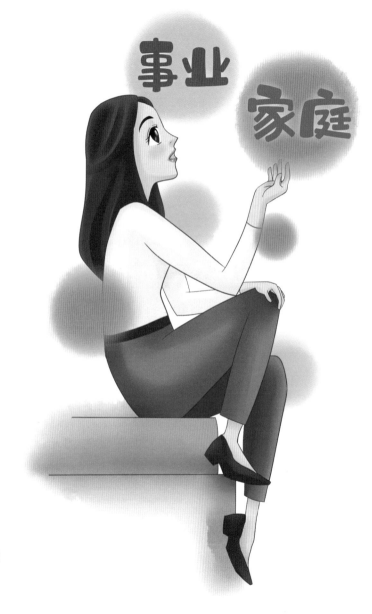

事业

家庭

为显著，近三年中国女性平均初次生育年龄增加了1岁，2020年上海户籍女性的平均初次生育年龄已达30.3岁。

近年来，随着生育政策逐渐变化，医院中出现了很多高龄产妇和很多求助生育二孩的高龄女性。她们在生育的这条路上面临孕育一胎时从未遇到的坎坷。

为什么年轻的她们在一胎生育时没有遇到"胚胎停育、胎儿畸形、高血压"等问题呢？因为从医学角度，女性在机体生理层面的确存在"黄金生育年龄"。

25~30岁是孕产妇并发症发生率、胎儿畸形发生率最低的时段。大于35岁的孕产妇被定义为"高龄产妇"。在母亲35岁后，胎儿染色体异常的风险逐渐增大：早产的概

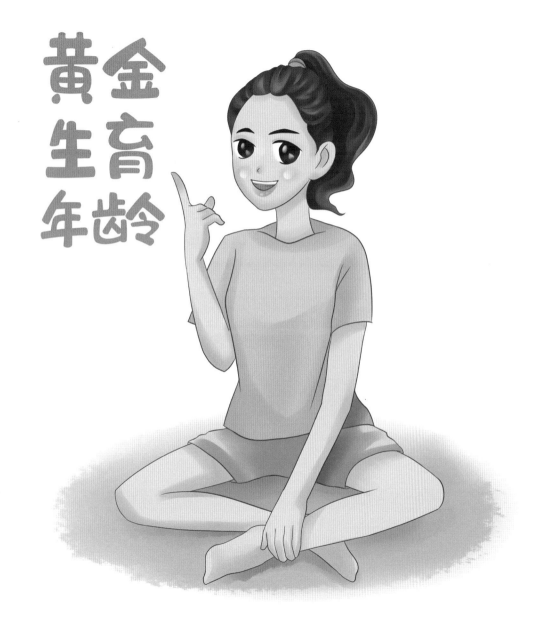

黄金生育年龄

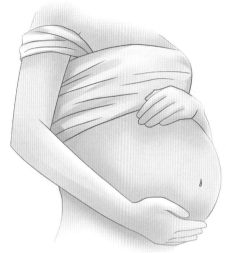

率在35岁后增加11%，妊娠期高血压风险增加28.5%。

女性卵巢排卵是完成生育的最基本要素。青春期后卵巢逐渐达到成熟状态，周期性排卵，卵母细胞适时与精子相遇后受精，从而获得妊娠。卵母细胞的数量自出生时就是确定的。随着年龄的增长，卵母细胞的数量减

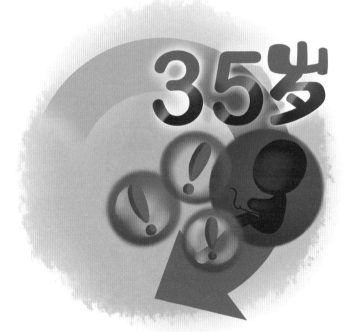

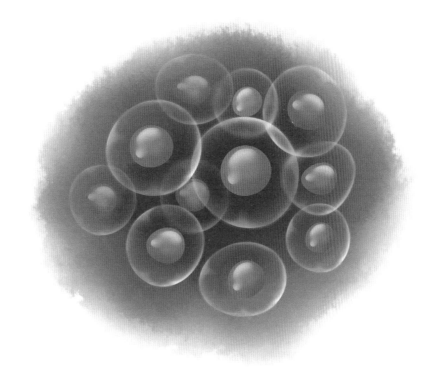

少，质量（卵巢功能）也会逐渐降低，35岁后降幅会加大。

现代医学研究表明，高龄女性细胞中线粒体功能障碍会导致减数分裂异常，从而增加胎儿染色体非整倍体的概率，这也是医生会对35岁以上孕妇建议进行羊水穿刺等检测的原因，希望通过这些手段尽可能降低染色体异常的胎儿出生率。

　　随着年龄增长，卵母细胞周围颗粒细胞的质量下降，外界有毒因素也会对卵母细胞造成伤害。卵巢功能下降后会直接引发生育异常，如自然流产、胚胎停育、胎儿发育异常等。

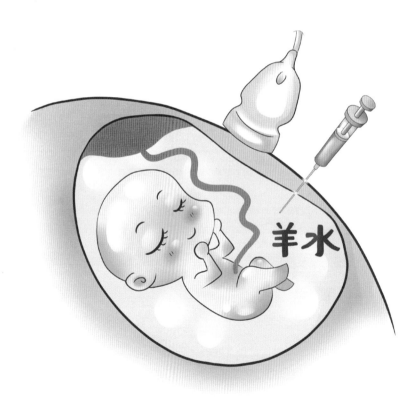

羊水

女性除了卵巢功能受年龄影响外，身体其他功能也随年龄而衰退。高龄产妇中妊娠期糖尿病、妊娠期高血压、剖宫产、胎儿生长受限、死胎的发生率均显著升高。

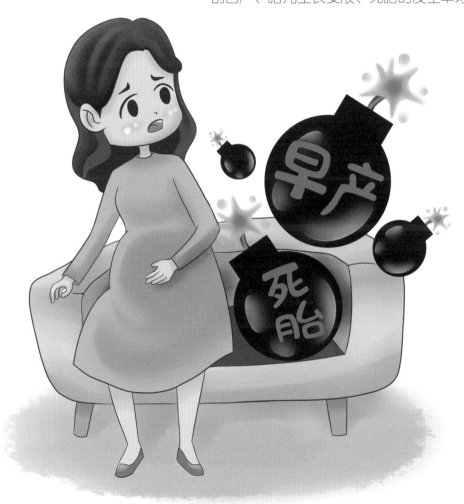

我国目前已经建立了规范的孕产妇产检、高危转诊制度，医生会尽可能对所有孕产妇进行详细的检查及监控。对于高龄孕妇不仅需要更严格地控制血压、血糖，医生也会建议合理应用无创DNA、羊水穿刺等检测手段，以将生育风险降至最低。

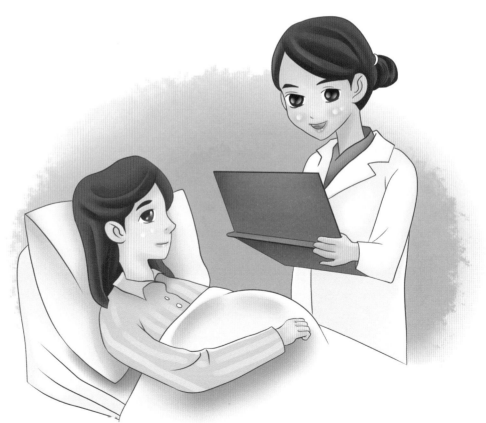

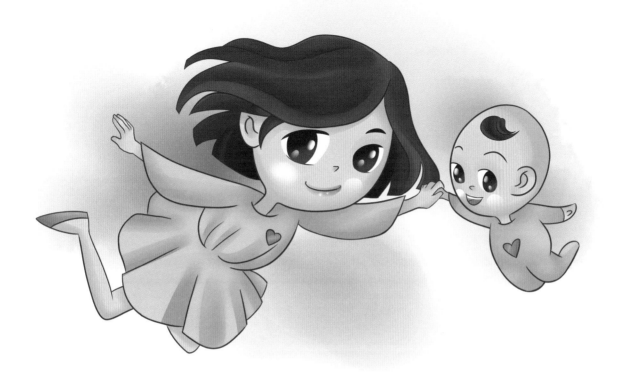

　　生育后代是一场小小的冒险。大家都希望能够尽可能稳妥而顺利地迎来新的小生命，可以为此进行详细周密的计划和准备。但是人生充满不确定性，很难说什么时候能真正万无一失。随着我国生育政策逐渐放宽，希望大家都能根据自身情况，衡量事业、家庭、生命的延续等问题，在合适的时间做出最合理的选择。

（王霞）

# 3

## 多生孩子卵巢就会老得慢吗？

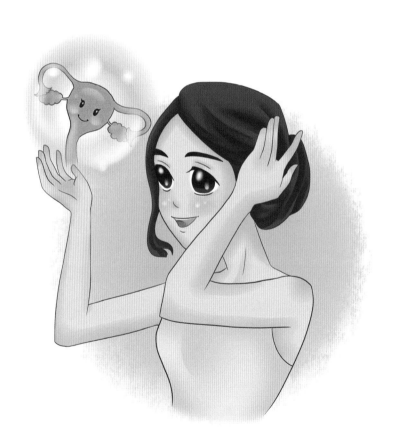

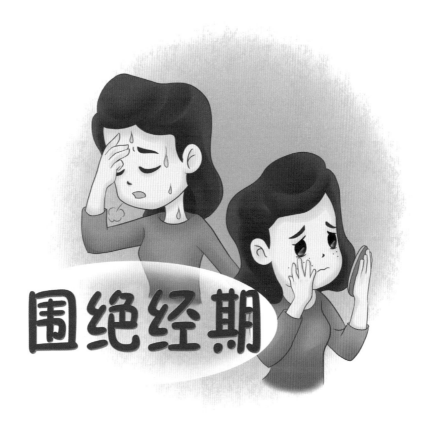

围绝经期

女性普遍非常关注自己的容貌、身材，希望自己青春永驻。维持青春的一大法宝就是女性的生殖器官——卵巢。卵巢是维护女性内分泌平衡的重要器官。女性通常在45~50岁时卵巢功能开始明显衰退，身体出现一系列围绝经期综合征（更年期综合征）的表现，包括月经失调、潮热盗汗、失眠多梦、心慌头痛、焦虑多疑、腰腿酸痛等。

众所周知，女性在出生那一刻，体内的卵泡数量就是确定的，每个月会按时排卵，当卵巢内卵泡耗竭，卵巢功能减弱，女性就慢慢变老了。在孕期和哺乳期因为体内激素的作用，会使卵巢的正常排卵暂时停止。那么是不是说，多生孩子会延长卵巢的寿命，延缓女性衰老呢？下面我们就分析一下这个问题。

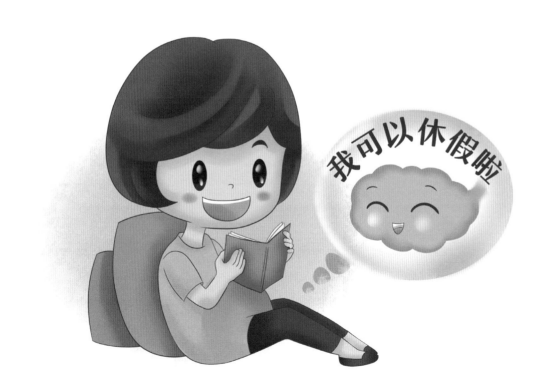

我可以休假啦

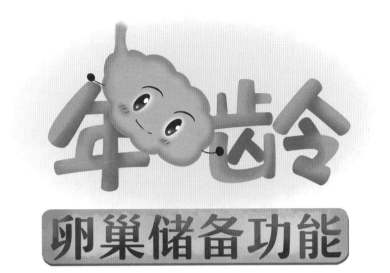

卵巢储备功能

卵巢的年龄，在医学上称为卵巢储备功能。卵巢中储备的可用卵泡数量决定了卵巢的年龄和寿命。怀孕和哺乳的确可以让排卵推迟一段时间，就像给卵巢"休假"，但是对于延长卵巢的寿命，甚至延缓衰老，却只能起很小的作用。影响卵巢功能的因素有很多，其中生理年龄所致的累积性损伤是卵巢衰老的主要影响因素，其主要表现为卵泡数量、卵子质量及卵巢微环境等的改变。除此以外，环境污染可导致早发性卵巢功能不全发病率增加，化学污染物例如重金属、多环芳烃、邻苯二甲酸酯、对羟基苯甲酸酯、4-乙烯基环己烯及其衍生物、全氟辛酸以及大气悬浮颗粒物等可损坏卵巢功能，部分化学物质甚至就藏于女性日常护肤用品中。另外，心理感知的压力导致女性长期处于应激状态，慢性社会心理应激使下丘脑分泌更多的促肾上腺激素释放激素进而导致β-内啡肽增加，引起高促性腺激素状态，从而抑制了卵巢功能，导致卵巢衰老。有研究表明，相比于未生育的女性，有过生育史的女性从怀孕起就开始给自己制造心理压力，比如担心腹中胎儿的发育、分娩意外以及夫妻情感变化等，生孩子后又因宝宝的生长发育焦虑，孩子长大点儿，又担心教育问题……总而言之，心理压力越大，衰老得越快。另外，

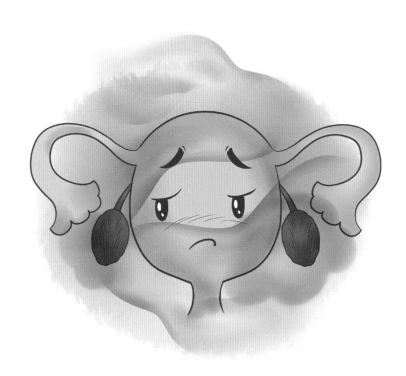

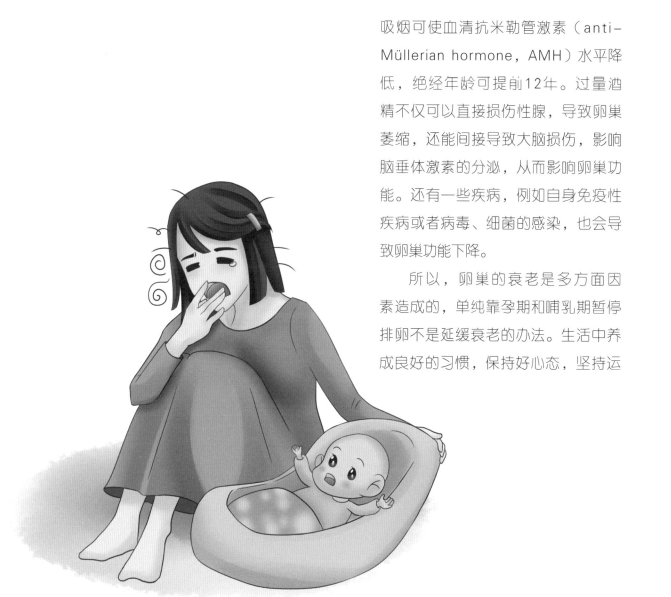

吸烟可使血清抗米勒管激素（anti-Müllerian hormone，AMH）水平降低，绝经年龄可提前12年。过量酒精不仅可以直接损伤性腺，导致卵巢萎缩，还能间接导致大脑损伤，影响脑垂体激素的分泌，从而影响卵巢功能。还有一些疾病，例如自身免疫性疾病或者病毒、细菌的感染，也会导致卵巢功能下降。

所以，卵巢的衰老是多方面因素造成的，单纯靠孕期和哺乳期暂停排卵不是延缓衰老的办法。生活中养成良好的习惯，保持好心态，坚持运动，不熬夜，选择最合适的年龄怀孕，不做有损于卵巢的事情，这样才是对卵巢最好的保护，也是减缓女性衰老最好的方式。

（杨璞玉）

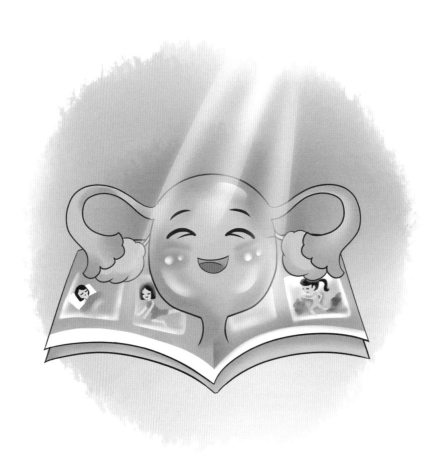

# 4

## 为什么我看起来很年轻，卵巢却老了？

Lisa 37岁，在中心商务区工作，有一天她心血来潮参加了一个科学调研——"现代职业女性生育力评估"。结果让她大跌眼镜。作为时尚的"白骨精"（白领、骨干、精英），她一直都被周围人夸赞年轻貌美，"越活越年轻"，可是科学调研结果却提示她"卵巢功能减退"。带着疑虑，她又去医院做了进一步检查，各项指标均提示她，科学调研的结果是准确的。她

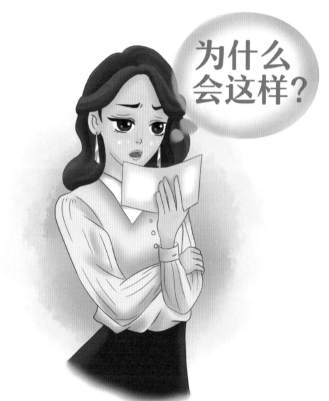

为什么会这样？

焦虑地询问医生："为什么我看起来很年轻，卵巢却老了？"

　　女性在青春期发育后，卵巢周期性排卵，分泌雌性激素，维持女性的第二性征，如音调变高，乳房丰满，出现腋毛及阴毛，月经来潮等，从而使女性获得生育能力。但是卵巢的功能不是一成不变的，跟人的一生相似，卵巢功能是有始有终的。卵巢的功能在25~30岁达到巅峰。30岁以后开始走下坡路，35岁以后明显下降，直至彻底丧失功能，也就是我们通常说的进入"绝经期"。现在Lisa已经37岁了，尽管她日常很注重皮

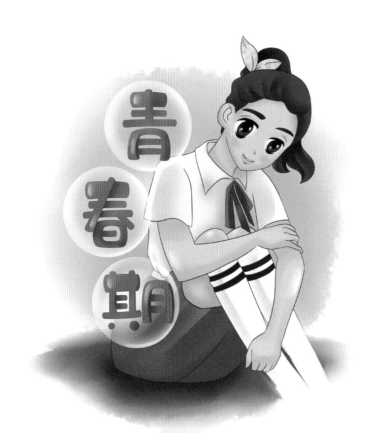

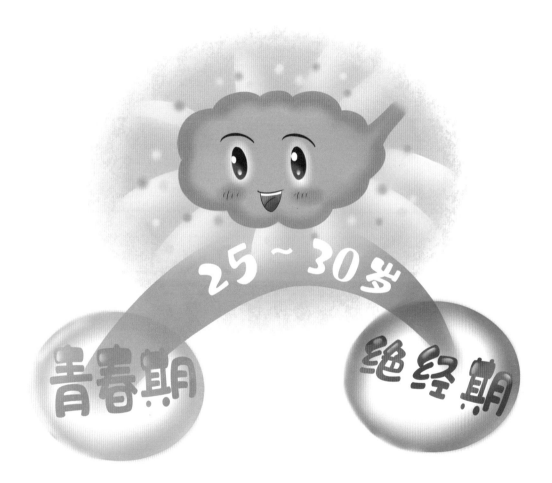

25～30岁

青春期

绝经期

肤和身材管理，看着像30岁出头的样子，但是卵巢的功能并不能违背自然科学规律，它已经开始出现减退的迹象了。

前面已经提到，除了年龄这个自然生理因素外，卵巢功能还受到其他诸多因素的影响。

### 1. 精神情绪因素

现代社会竞争激烈，人们生活、工作的压力日趋增大，越来越多的人长期处于紧张、焦虑的情绪中，引起神经功能和内分泌功能紊乱。对于女性来讲，卵巢这个内分泌器官受到的影响尤其大，甚至部分女性提早出现围绝经期综合征症状，比如月经紊乱，甚至闭经，也就是出现卵巢早衰。

Lisa的工作岗位在公司中至关重要，她常常担心工作失误会造成公司损失，压力大，常失眠，近年来已经出现月经不规律的情况，这也提示她可能出现了卵巢功能障碍。

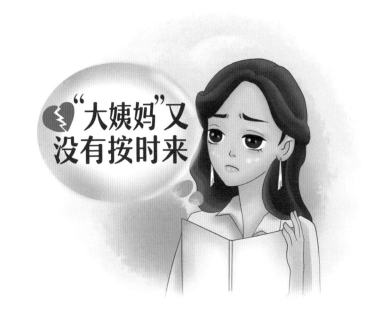

## 2. 不良生活习惯

目前"以瘦为美"的审美观念误导很多女性过度减肥。为了达到目的，有些女性甚至长期不食用碳水化合物类的食品，摄入食物种类单一，过度节食，导致营养不良。过度节食、不均衡饮食以及熬夜、吸烟等不良生活习惯，皆可导致机体代谢障碍，进而影响卵巢的正常运转。

Lisa经常加班熬夜，还常常出差应酬，饮食不规律，被动吸收二手烟，都会对卵巢功能产生影响。

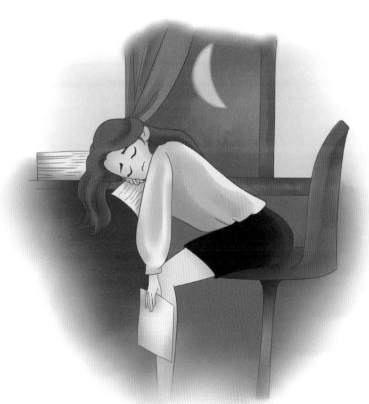

### 3. 疾病或治疗

女性接受盆腔手术、放疗、化疗，有炎症感染，或患有自身免疫性疾病时，卵巢组织因疾病或治疗被破坏，卵巢的有效体积减小或卵泡储备数目减少，也会导致卵巢功能减退。

### 4. 遗传因素

除上述因素以外，还有10％的女性卵巢功能减退是受家族遗传因素的影响，比如姐妹或者祖孙三代均出现卵巢功能早衰的现象。也有部分女性是生育相关的基因发生突变导致卵巢功能减退。

在生活和工作压力日益增大的社会大环境中，现代女性要尽可能地调整生活节奏，保持规律、健康的生活方式，均衡饮食，适度锻炼，放松身心，对工作、家庭做周

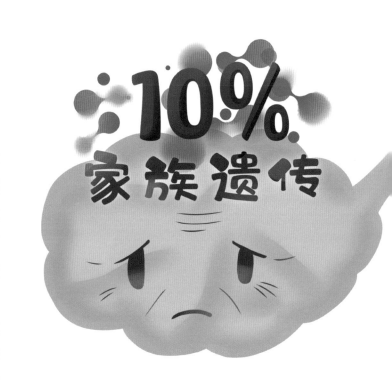

全的计划，这样才能让卵巢尽可能保持健康的状态。希望大家
在适宜的年龄选择适宜的生活方式，展现更为精彩的人生。

（张佳佳）

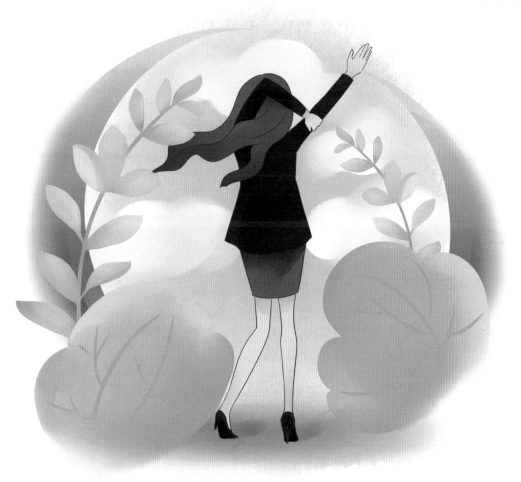

# 5

## 女人生育力比男人衰退得快吗？

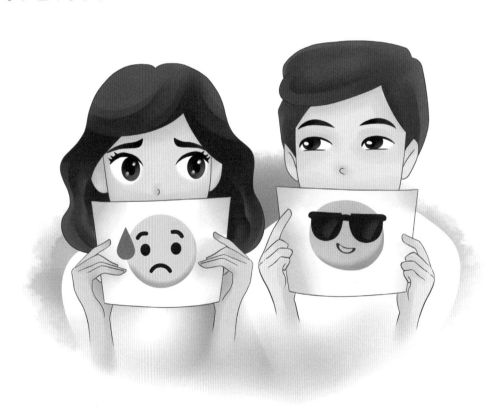

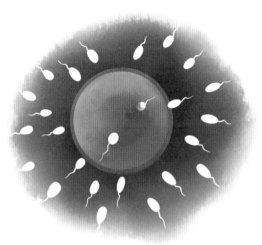

随着第七次全国人口普查结果揭晓，较低生育率时代的生育力问题受到更加广泛的关注。俗话说："男人四十一朵花，女人四十豆腐渣"。女人生育力比男人衰退得快吗？

男性生育力是指男性产生精子以及精子的受精能力。女性生育力是指女性产生卵母细胞，以及卵母细胞受精并孕育胎儿的能力。

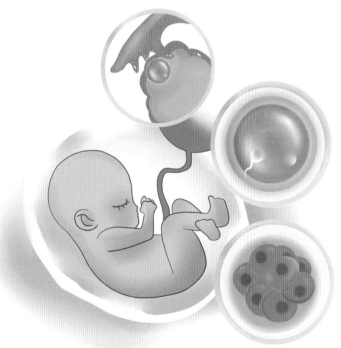

由于先天生理结构、生殖细胞数量和发育特征的巨大差异，男性从青春期直到老年，都会持续产生精子，理论上都是具有生育能力的。而年龄则是女性生育力的重要影响因素。女性生育期约为20年，在正常生理状况下，25~30岁是女性的最佳生育期，30岁后生育能力开始下降，35岁后下降明显，不孕症发生率和流产率显著增加，43岁以上妇女妊娠的概率极低。辅助生殖技术并不能完全扭转因年龄因素导致的不孕和流产。

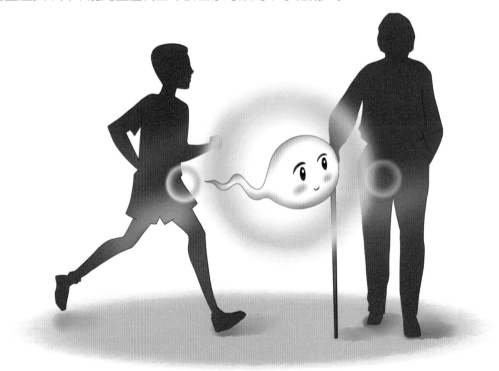

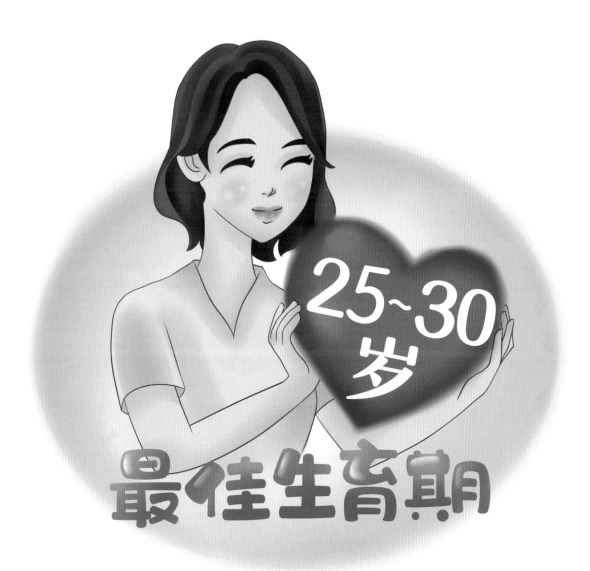

25~30
岁

最佳生育期

女性生育力下降主要是由于卵巢皮质中卵泡数量和卵母细胞质量下降。卵泡数量在女性生命周期中呈不断减少的趋势。胎儿期6个月时卵泡数量可达到600万~700万个，出生后锐减至100万~200万个，青春期进一步减少到30万~50万个，而到37岁时仅剩2.5万个卵泡，同时卵泡质量也明显下降。非整倍体率、纺锤体异常、染色体排列不正常的发生率随年龄增长而上升。近年来的研究表明，随着年龄增长，细胞内线粒体DNA发生突变和缺失，卵母细胞线粒体在30~40岁开始老化，与流产和原因不明不孕症发生率上升时间一致。到了绝经期时卵泡数极少，此时期女性已无生育能力。

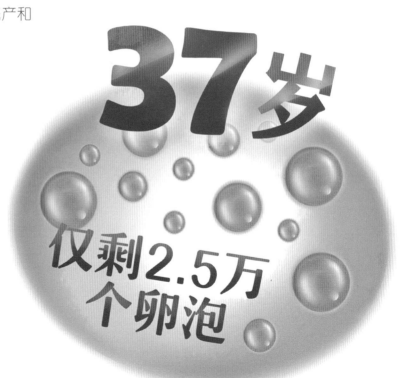

37岁

仅剩2.5万个卵泡

在正常女性中，生殖衰老过程有很大的差异，有的女性40多岁继续保持高生育能力，有的女性30多岁就失去生育能力。女性生殖衰老大多源于按时间顺序的自然衰老引起的卵巢功能的变化。卵巢受自然衰老的影响比所有其他组织都大。虽然原因还不完全清楚，但内分泌、旁分泌、遗传和代谢因素都被认为可能是影响卵巢储备功能和导致卵母细胞质量下降的因素。

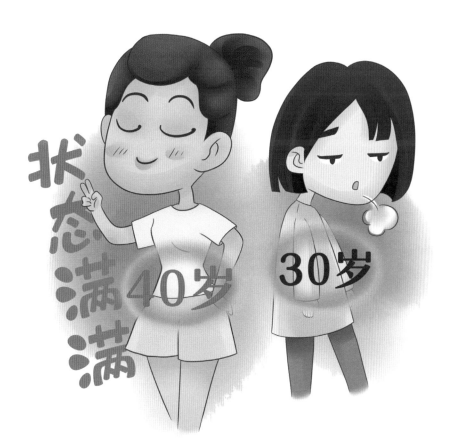

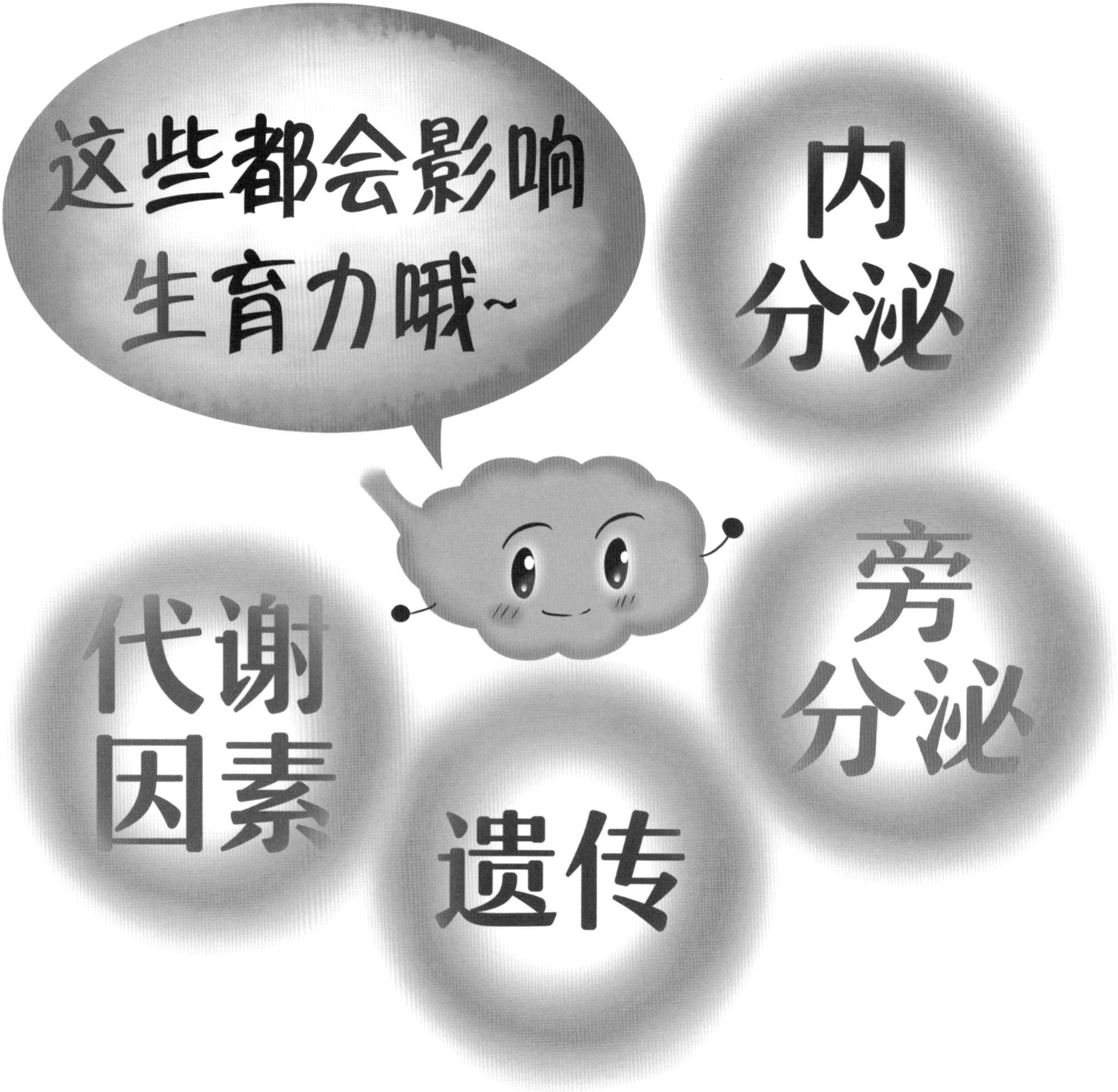
这些都会影响生育力哦~
内分泌
旁分泌
代谢因素
遗传

此外，对与年龄有关的生殖领域认识有几个常见的误区。

**误区一：生育力直到绝经时才会终止**

事实上生育力下降开始于绝经前10~15年，45岁以后甚少妊娠，所以高龄怀孕才成为新闻。

**误区二：有排卵就能生育**

事实上随着年龄增长，卵子数量不足，并且卵子质量变差，表现为排卵稀发或者空卵泡，所以有排卵也不一定能生育。

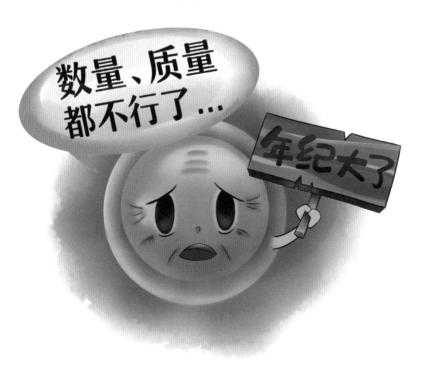

误区三：只要年轻就可以等待

事实上生育力存在个体差异，不能光靠日常生活经验，二十几岁的人如果出现月经周期明显改变超过半年，可能就是卵巢早衰的预警。

误区四："原因不明"就是"没有原因"

事实上"原因不明"不是"没有原因"，而是现有科技水平没有找到明确的病因。

近年来的生育年龄后延、环境污染、恶性疾病年轻化等因素，导致人类生育力面临前所未有的威胁。随着我国人口结构的变化，全面放开三孩和提倡适龄生育的政策也逐渐落实。生育是一件和时间赛跑的事情，所以希望广大女性朋友不要被所谓的高龄生育奇迹误导，生孩子还是要趁早，最好别错过最佳生育年龄。

（李姣）

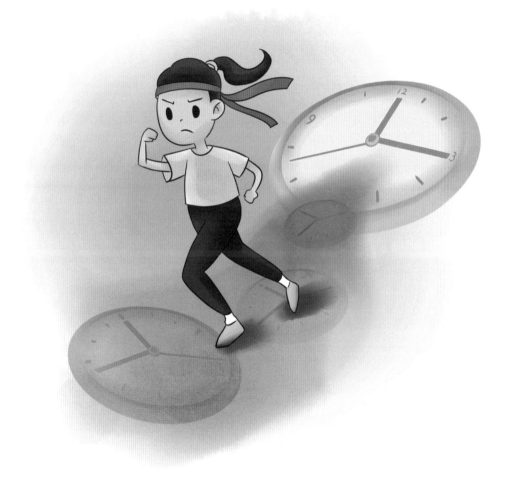

# 6

## 月经周期变短是卵巢功能减退了吗？

卵巢是女性重要的生殖器官。卵巢不仅具有周期性分泌性激素的功能，更是卵泡发生、成熟并排卵的地方。卵巢功能是评价女性生育力的重要指标。从卵巢发育和发展的过程看，卵泡自胚胎形成后即进入了自主发育和闭锁的轨道。胎儿期的卵泡不断闭锁，到出生时剩100万～200万个。在儿童期多数卵泡退化，到了青春期只剩下30万～50万个。青春期以后，卵泡的发育成熟过程就开始依赖于促性腺激素的刺激了。每个月经周期有3～11个卵泡经过募集和选择，仅一个优势卵泡可完全成熟并排出卵子，其余卵泡则发育到一定程度后就自行退化了。随着卵巢内剩余卵泡数量减少，雌激素水平逐渐下降，卵巢功能也随之出现减退。

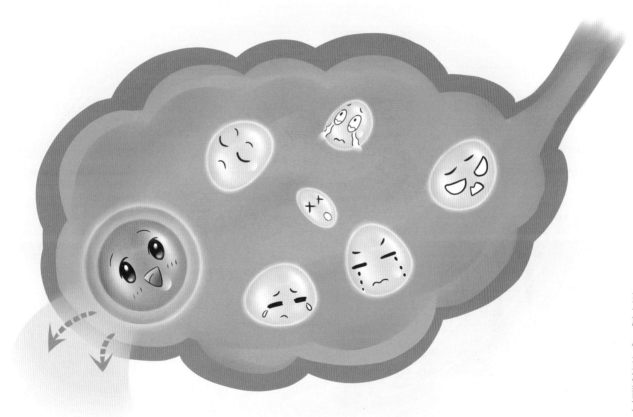

女性进入青春期后，子宫内膜受到卵巢周期性分泌激素的影响，出现周期性的脱落及出血，称为月经。正常月经具有周期性，出血的第1天为月经周期的开始，两次月经第1天的间隔时间即为一个月经周期。一般月经周期为21~35天，平均约28天。按照子宫内膜的组织学变化，月经周期分为3个阶段：卵泡期（排卵前期）、黄体期（排卵后）、月经期。每个女性的黄体期通常是恒定的，基本是14天。

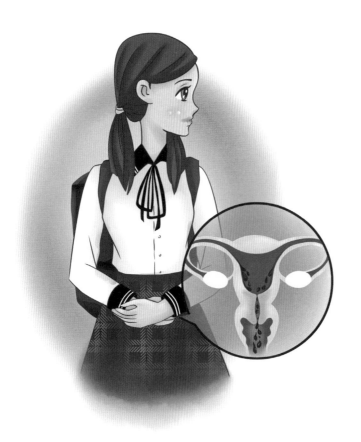

月经周期的调节是非常复杂的过程，主要涉及下丘脑、垂体和卵巢。下丘脑、垂体和卵巢之间相互调节、相互作用、相互影响，形成一个完整而协调的神经内分泌系统，称为下丘脑–垂体–卵巢轴（hypothalamic–pituitary –ovarian axis，HPO轴）。女性的月经情况能够在一定程度上反映其健康状况，这一点是毋庸置疑的。当卵巢储备功能下降时，窦卵泡分泌的抑制素B水平降低，导致卵巢对垂体分泌促性腺激素的抑制作用减弱。因此，随着年龄增长，

月经第一天

月经周期

卵泡刺激素水平升高，卵泡募集更早，发育更快，进而排卵也更早发生，卵泡期的相对缩短最终会导致整个月经周期的缩短。从月经周期的三个阶段来看，月经周期变短除了由于卵泡期短、卵泡提早发育造成，还可能由黄体功能不全引起。而引起黄体功能不全的因素不仅包括卵泡发育不良，还有促性腺激素分泌异常。

女性雌激素的分泌依赖于HPO轴，同时也受卵泡抑制素系统的调节，其他一些相关激素（如催乳素、雄激素）也可能对月经周期有一定影响。内分泌系统同时受大脑高级中枢的调节，所以外界环境、精神因素等都可

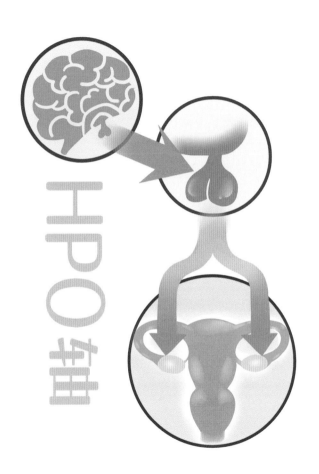

能影响月经周期。大脑皮质、下丘脑、垂体、卵巢以及其他内分泌腺的任何一个环节发生障碍，都可能引起卵巢功能紊乱，最终导致月经周期缩短或紊乱。

因此，单纯的月经周期缩短并不能说明是卵巢功能减退，还可能是受到了情绪状态、环境因素、不良生活习惯或

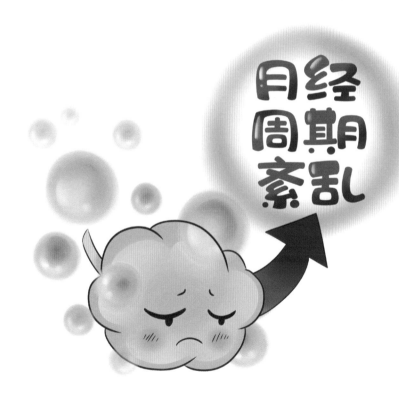

相关药物的影响。偶尔出现的月经周期缩短，可以通过调整生活方式来改善，但如果频繁发生，就需要引起重视，应积极就医。

（潘宁宁）

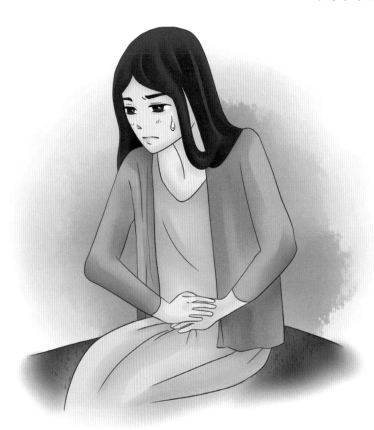

# 7

## 月经量减少是卵巢功能减退了吗？

　　"桃之夭夭，灼灼其华。""螓首蛾眉，巧笑倩兮。"再美的诗句都描述不出女性的美丽。然而，容颜易老，韶华易逝，华发苍苍，美人迟暮。随着韶华逝去，卵巢功能也在减退。很多人提到卵巢功能减退，都如惊弓之鸟，对待月经量减少也如杯弓蛇影，那么月经量减少是否提示卵巢功能减退了？

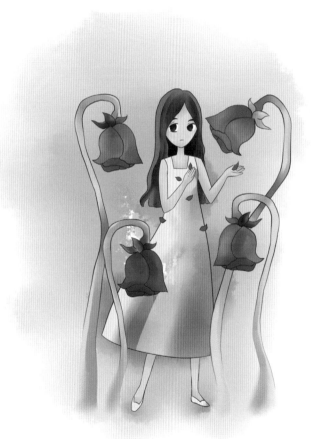

## 一、月经量多少才算少？

月经量为一次月经的总失血量，正常月经量为20~60毫升。日常生活中，我们无法把月经用容器收集起来精准计算容积，只能估计，20毫升大概是一片日用卫生巾全部浸透以后的量。其实自身前后对照更有意义，若现在的月经量较以前减少一半及以上，那么就要提高警惕了。

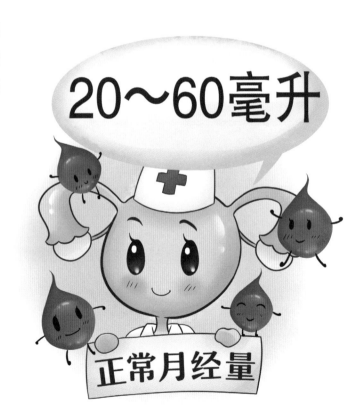

## 二、卵巢功能减退会有什么症状?

卵巢功能减退可能会导致排卵异常，进而出现月经周期的改变，以前30天来一次月经，可能现在20天来一次月经，或者60天来一次月经。

卵巢功能减退会导致雌激素、孕激素分泌减少。月经由子宫内膜周期性脱落形成，而子宫内膜的生长受雌激素、孕激素的滋养，因此，激素产生不足会影响月经量，导致月经量减少。激素的不足，还会导致潮热、易怒、失眠、焦虑、骨质疏松等，也就是人们常说的"更年期"表现。

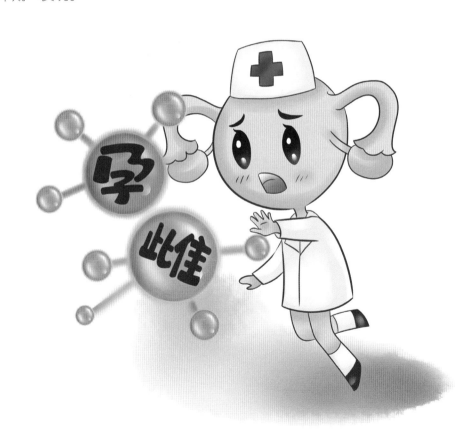

### 三、月经量减少一定是卵巢功能减退吗？

月经量减少的原因很多，不一定是卵巢功能减退。

1. 妊娠

突然的月经量减少一定要先排除怀孕的情况，怀孕后有时会有少量阴道出血，可能被误认为是异常的月经，造成月经量减少的假象。备孕的女性一定要多加警惕。其实是否怀孕用早孕试纸条一测即知，简单易行。

2. 过度减重

"以瘦为美"成为全社会的审美标准，"减肥"更是被很多女性每天挂在嘴边的口号。然而，过度减重会抑制大脑中枢，形成生殖内分泌紊乱，导致月经量减少甚至闭经。

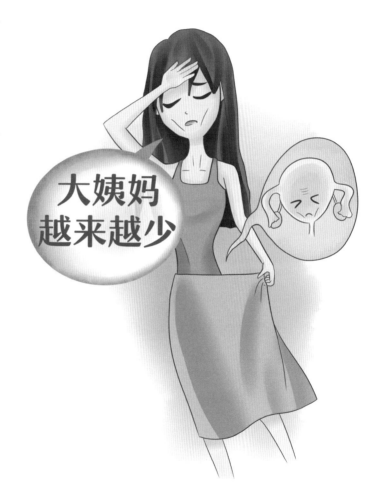

3. 精神压力过重，生活习惯不良

虽然压力是促进成功的动力，虽然熬夜、喝酒是所谓潇洒的表现，但过重的精神压力与不良生活习惯也会抑制大脑中枢，导致月经量减少。

4. 宫腔粘连

反复的人工流产，多次的宫腔操作会导致子宫内膜受损，进而形成宫腔粘连，导致月经量减少。

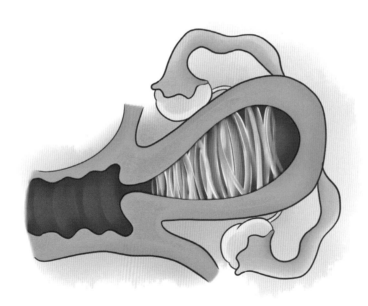

宫腔粘连

5. 内分泌疾病

　　甲状腺功能亢进、甲状腺功能减退、高催乳素血症、多囊卵巢综合征
等内分泌疾病都会影响生殖内分泌，导致月经量减少。

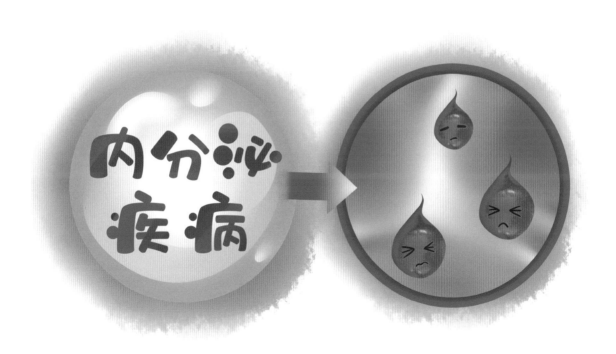

## 四、卵巢功能减退如何确诊?

卵巢功能减退的确诊需要到医院进行检查。在月经期抽血查性激素水平、抗米勒管激素水平，进行超声检查了解卵巢基础卵泡数量。根据检查才能确诊。

由于卵巢功能对于女性有很重要的生理意义，尤其对于有生育要求的女

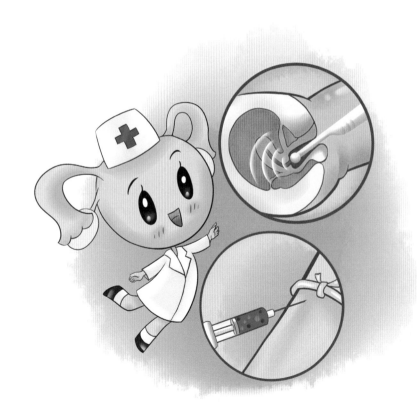

性，因此如果出现月经量减少，需要警惕是否是卵巢功能减退导致的。对于偶尔一次的月经量减少不必过于惊慌，过度焦虑可能反而使情况变得更加糟糕，可以继续观察1~2个月经周期，若持续减少，建议去医院就诊。专业的事情应交由专业的人去做，医生会帮您做出最准确的判断！

（李莉）

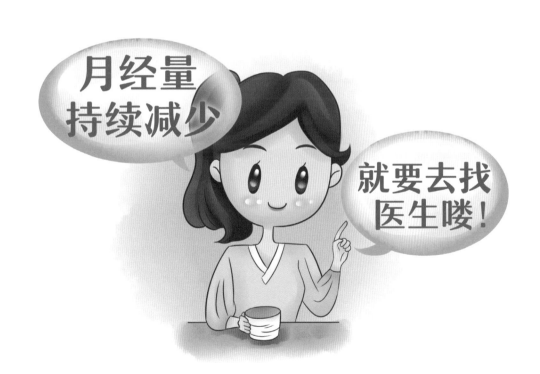

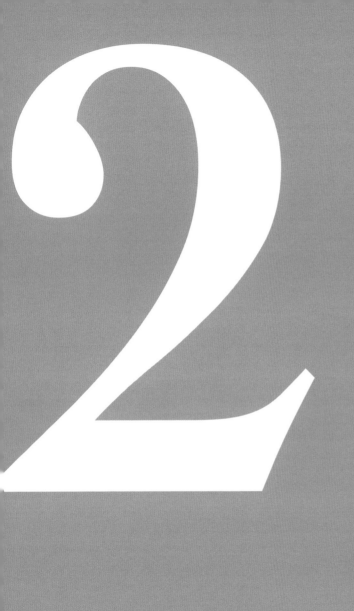

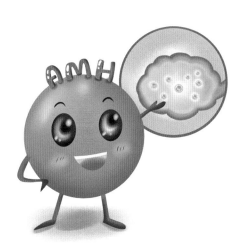

第二篇

如何评估生育力

# 8

## 娃娃不是你想生就能生

"我认识的朋友、好多明星40多岁还可以怀孕，我才30多，还年轻，怀孕早着呢。"正值育龄期的你有没有过这些想法呢？正值育龄期的你，真正了解自己的生育力吗？

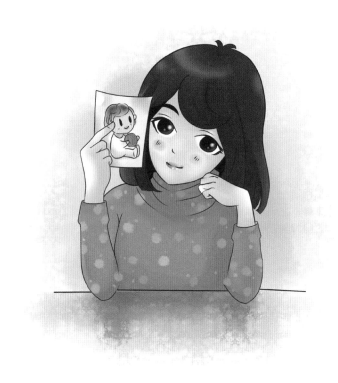

## 一、哪些人适合做生育力评估？

1. 35岁以上的高龄孕妇。

2. 夫妻双方或者任何一方有过染色体异常者。

3. 近亲中有先天愚型或者其他染色体异常者。

4. 连续2次以上自然流产者。

5. 以前生产过染色体异常或神经管缺陷婴儿者。

6. 长期接触对孕妇、胎儿有害的放射线、农药等物质者。

7. 有先天性代谢病或曾有代谢病患儿出生的夫妇。

## 二、如何评估女性的生育力？

女性生育力的评估主要包括三个方面，即卵巢储备功能、输卵管通畅性及功能、子宫生育潜能，同时需考虑年龄和全身性因素（如遗传、免疫、代谢因素等）。

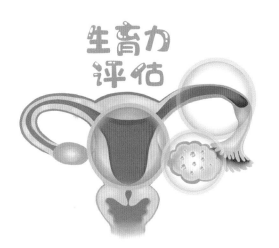

生育力评估

## 1. 年龄

年龄可作为女性生育力评估的一个单发因素。随着年龄的增长，女性生育力降低。大数据告诉我们，女性在30岁之后生育力会逐渐降低，35岁之后开始明显减退。

## 2. 卵巢储备功能的评估

（1）抗米勒管激素（AMH）：AMH可以抑制卵泡的生长，防止卵泡过快、过早消耗。卵巢内的小窦卵泡数量越多，卵巢储备功能越高，AMH浓度就越高；当卵泡因各种因素被逐渐消耗，AMH浓度也会降低。因此，AMH可作为预测卵巢储备功能的标志物。

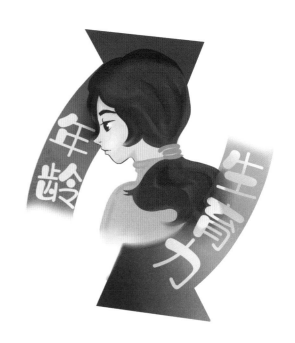

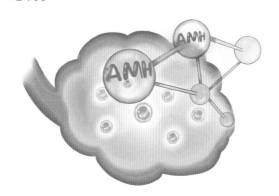

（2）窦卵泡计数：窦卵泡是指那些在超声下可以看到的直径为2~9毫米的卵泡。这些卵泡对促性腺激素有反应，可以间接反映剩余原始卵泡数量。通常，我们认为双侧卵巢窦卵泡计数≤5个，提示卵巢储备功能降低。简言之，窦卵泡计数反映了卵子库的库存量。

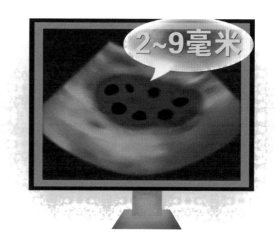

（3）卵泡刺激素（FSH）：FSH由垂体分泌，受卵泡分泌的雌激素影响。当卵泡的库存量足够时，垂体只需要分泌适量的FSH便可形成优势卵泡；当卵泡的库存不多时，垂体则需要分泌更多的FSH才能形成优势卵泡。一般在月经期的第1~3天检测血液中的FSH水平。当血清FSH≥10 IU/L时，提示卵巢储备功能低下。

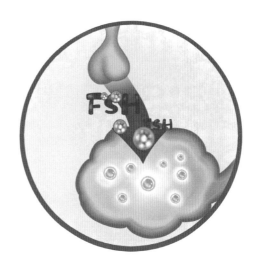

### 3. 输卵管通畅性和功能的评估

输卵管是卵子和受精卵的运输管道，也是卵子与精子的约会场所。输卵管的梗阻、积水、炎症、周围粘连等会影响女性的生育力，甚至引发致命的异位妊娠（宫外孕）。目前通过子宫输卵管造影及超声下输卵管造影、腹腔镜检查可以较有效地评估输卵管通畅性和功能。

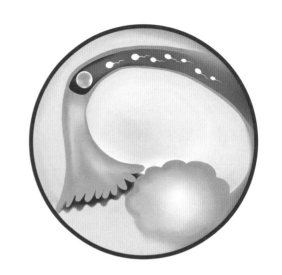

### 4. 子宫生育潜能的评估

妇科超声检查、宫腔镜检查及诊断性刮宫、子宫内膜容受性评估、宫腹腔镜联合探查有助于评估孕育胎儿的摇篮质量好不好。

劝君须惜生育力，莫待乏力空悲切。生育力是女性最宝贵的能力，希望每一位育龄期妇女都能够充分了解自己的生育力，科学备孕。

（王霞）

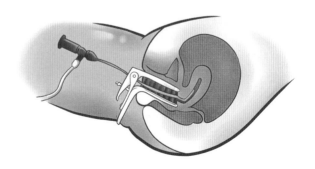

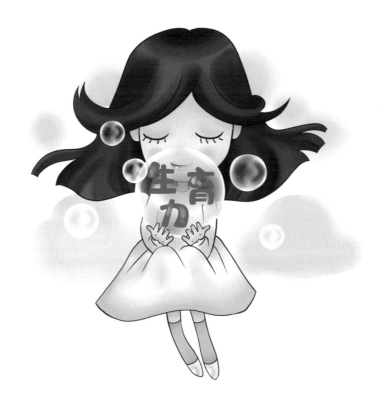

# 9

## X线除了看胸，还能看性吗？

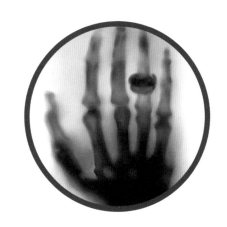

1895年11月8日德国物理学家伦琴发现了X线，并将他夫人的手骨拍摄成首张X线照片。不久后X线开始在医学上被用于人体检查和疾病诊断，逐步形成传统的放射影像学。目前，医学影像学检查包括超声、X线片、CT、磁共振成像、血管造影等。医生让患者做影像学检查，就是为了获取有效的影像学资料，把病灶的实际情况反馈给临床医生，帮助医生判断和评价人体健康状况，给临床诊断和治疗提供依据，因此影像学检查对确诊和治疗非常重要。X线与超声是与生育功能评估密切相关的影像学检查。

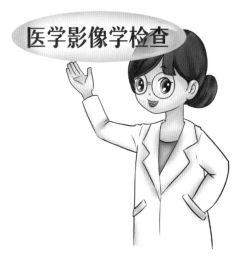

医学影像学检查

X线是一种波长很短但能量很高的电磁波，有很强的穿透能力，能使胶片感光。根据X线的吸收差异，能够区分不同密度及厚度的组织结构，同时感光效应可以在胶片或荧屏上形成明暗或黑白对比的影像。基于以上原理，临床上常用X线输卵管造影来评价输卵管的通畅性。在正常生育过程中，输卵管是一个非常重要的通道。首先，卵子和精子像牛郎和织女一样要跑到输卵管这座鹊桥相遇；然后，它们成功合体，成为受精卵；最后，受精卵还要通过输卵管这条唯一的通道回到子宫这个温暖的家中。因此，如果输卵管不通畅或梗阻，精卵就不能见面，无法结合；或者历经千辛万苦汇合，但是路途坎坷走不动了，就可能形成输卵管妊娠。搞清楚了输卵管的结构和功能，不难发现输卵管造影在生育力评估中的重要作用。

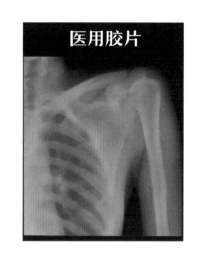

医用胶片

X线输卵管造影一般在月经干净后2~8天进行，通过导管向宫腔及输卵管注入高密度造影剂，在X线透视下观察造影剂流经宫腔及输卵管的情况。造影剂在宫腔充盈后一般呈倒三角形，呈现宫腔的位置、相对大小及形态等。造影剂经宫腔内输卵管开口进入输卵管，呈现其走行和管腔形态。若显示符合正常解剖结构，管腔充盈，同时边缘光滑，造影剂向腹腔流出较多且顺利，均匀弥散，一般认为输卵管通畅。

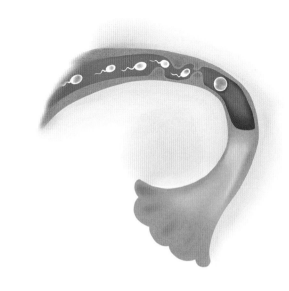

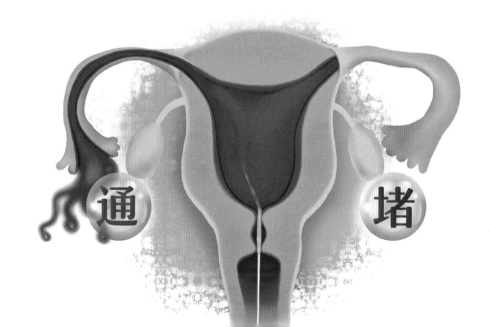

动态观察造影过程一般较静态摄片更具直观性和准确性。如果存在宫腔内占位，如黏膜下肌瘤、子宫内膜息肉等，则宫腔内造影剂可能密度不均；如果存在输卵管阻塞，则造影剂不能进入腹腔。不过，输卵管造影结果也有假阳性的可能。在患者过分紧张的状态下可能产生输卵管痉挛，导致造影剂无

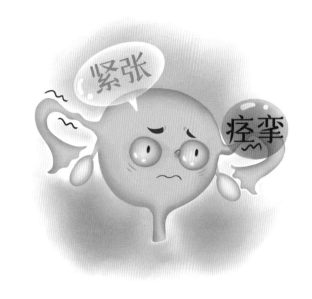

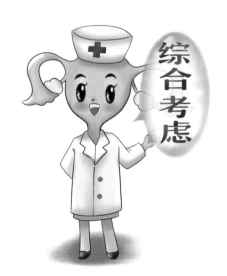

法进入腹腔，出现类似输卵管阻塞的表现。X线输卵管造影是检查输卵管通畅性的首选方法，但其结果的准确判读需要结合病史、病程和造影过程等多个方面综合考虑。

（杨璞玉）

# 10

## 生殖科医生的另一只眼——妇科超声

超声即超声波，为一种机械波。人耳能听到的声波频率为20~20000 Hz，当声波的振动频率大于20000 Hz或小于20 Hz时便听不见了。因此，频率高于20000 Hz的声波被称为"超声波"。通常用于医学诊断的超声波频率为2~10 MHz，它可以在人体内传播，碰到不同组织之后能反射一部分回来。根据这一物理特性，科学家研制出了各种超声仪器。超声波由探头产生并发射出去，进入人体后，根据人体器官组织声学性质上的差异，有一部分超声波被反射回来，再由探头接收后经计算机处理，以波形、曲线或图

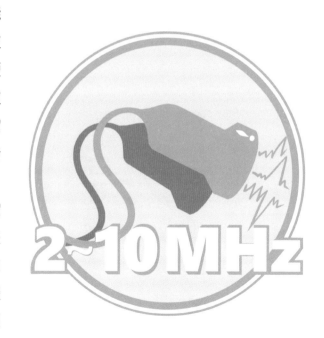

像的形式显示和描记出来。超声科医生根据图像的特征对生理、病理情况做出诊断。超声检查可以监测卵巢功能，观察卵泡的发育成熟情况，评估输卵管的通畅性，了解子宫有无畸形、宫腔有无病变、子宫内膜是否适合着床等。同样，在辅助生殖方面超声检查也有广泛应用，包括超声下取卵，胚胎移植后的监测，乃至涵盖早孕、中孕、晚孕的整个孕期观察。超声检查几乎贯穿生殖的每一个阶段。

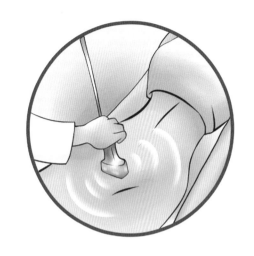

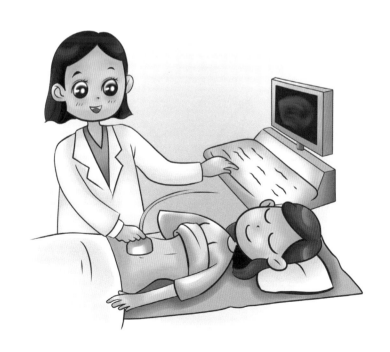

正常情况下B超下看不清输卵管组织，但如果存在输卵管积水，可能观察到卵巢外的包裹性液性暗区，呈单个类圆形或呈长条状。由于液体经过输卵管，在超声中也可以显影，利用这一特点，超声输卵管显影术已应用于临床。在B超监测下从子宫造影管注射药液，动态观察液体从输卵管里流出的情况，了解其通畅性或积液情况。与X线输卵管造影相比，患者不需受射线照射，能对输卵管阻塞情况做出一定的判断。超声检查还可以发现是否存在相关占位性病变，如子宫内膜异位囊肿，就是大家熟知的"巧克力囊肿"。根据占位的大小、形态、回声、与周围组织的关系、生长速率和血流等情况，医生可能需要进一步应用不同的检查或采取干预措施。

除了输卵管通畅性，生育力评估另一个非常重要的方面是评估卵巢储备功能。反映卵巢储备功能比较直观的检查是在基础状态下（一般在月经周期第2~5天）通过B超观察卵巢内的窦卵泡数（直径2~9毫米的小卵泡），以及测量卵巢的径线以估算卵

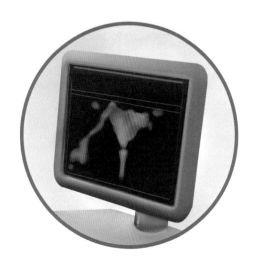

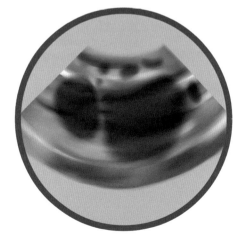

巢容积。B超下显示的卵泡是低回声的"黑色"小圆圈。如果每侧卵巢这样的小圆圈仅有2~3个甚至更少，而卵巢又小又实，可能提示卵巢储备功能不良；如果每侧有5个以上，一般认为卵巢储备功能良好；如果一侧/每侧达到12个甚至更多，即"多囊样"卵巢，或卵巢容积大于10 cm$^3$，同时合并高雄激素（血液检验提示高雄激素血症，或临床上具有多毛、痤疮等）表现，或者月经不规律，就要考虑是否患有多囊卵巢综合征。临床上，生殖科医生常需结合窦卵泡数、基础内分泌情况、年龄、体重等因素，判断一个患者需要的促排卵用药启动量。

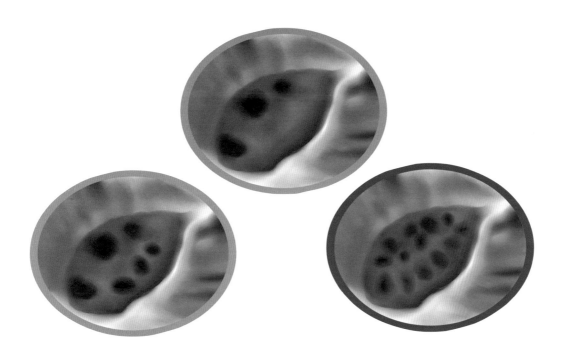

我们还可以通过超声检查观察子宫是否存在先天性畸形，大小是否正常，有没有肌瘤等占位性病变，若有，还要看它有否对宫腔和子宫内膜造成压迫。如较少见的始基子宫，B超下只能看到很小的子宫，看不到内膜组织，这样的子宫无法孕育后代。纵隔子宫、单角子宫等子宫畸形可能导致自然流产、早产发生率升高。针对子宫内膜，需要观察它的发育状态、厚度、血流状况以及不同时期的形态。剖宫产后的子宫在超声下可观察到回声增强的瘢痕组织，甚至有时可以看到瘢痕缺损，

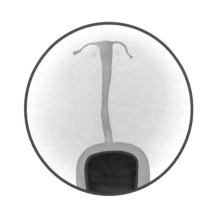

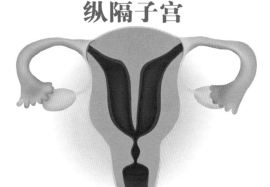

**纵隔子宫**

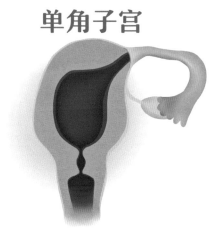

**单角子宫**

这对再次生育及评估结局十分重要。对于宫腔，主要观察有没有粘连带、息肉或其他病变。子宫内膜息肉在超声下一般表现为回声增强，在月经中期观察较清楚，黏膜下肌瘤还可压迫内膜，二者均可能影响胚胎着床，确诊还需宫腔镜及病理检查。

　　女性不孕症的超声检查根据部位不同，其检查时间和次数都会有所区别。不同的月经周期，或者月经周期的不同阶段，卵巢、子宫、内膜或者病变的表现会有一定变化。不同时期有不同的观察重点，不同检查目的决定了不同的检查方法和时机。由于个体差异性，相似的B超检查结果也需根据个人的病史及特点综合考虑。

（杨璞玉）

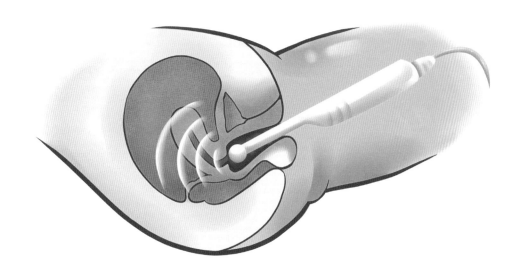

# 11

## 破译女性生殖密码——解读性激素报告单

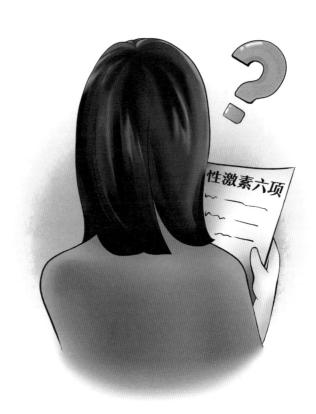

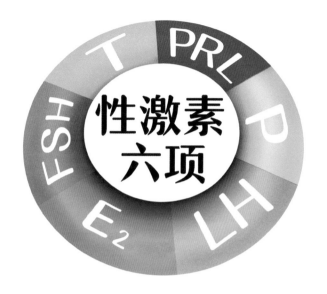

　　临床上常需要测定性激素六项来了解女性内分泌功能和诊断内分泌失调相关疾病。当患者拿到一张性激素检查报告单，高高低低的各种检查结果容易让人感到迷茫。目前，常被用于妇产科检查的性激素测定有六项，分别为卵泡刺激素（FSH）、黄体生成素（LH）、催乳素（PRL）、雌二醇（$E_2$）、孕酮（P）、睾酮（T）。这六项基本满足了临床医生对内分泌失调与否的诊断需求，还能对女性的卵巢功能进行一般性了解。月经期任何时间检查性激素都可以，每个时

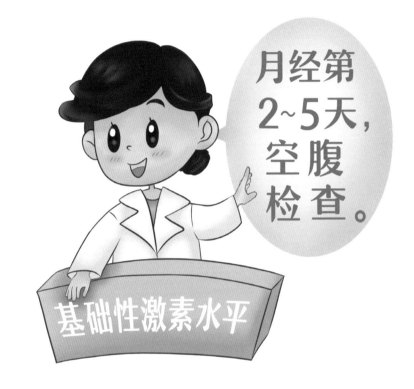

段的正常值不同。但是诊治不孕症一定要首先了解基础性激素水平。选择月经周期的第2~5天检查即为基础性激素水平。这一段时间属于卵泡早期，可以反映卵巢的功能状态。空腹检查最佳（催乳素检查应该空腹检查）。

1. 卵泡刺激素（FSH）

卵泡刺激素可促进卵泡的生长发育，激活卵泡颗粒细胞内的芳香化酶，促进雌二醇的合成与分泌。正常女性的血液中卵泡刺激素的浓度是有周期性变化的。卵泡刺激素正常值：排卵前期为1.5~10 mIU/ml，排卵期为8~20 mIU/ml，排卵后期为2~10 mIU/ml。

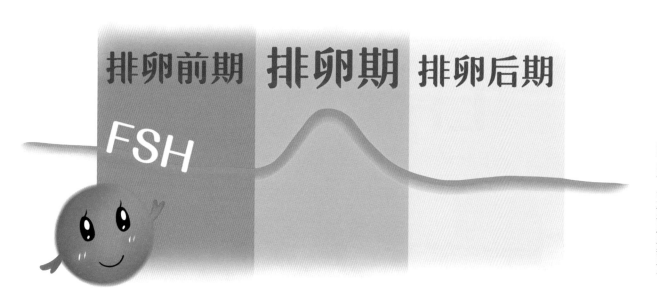

### 2. 黄体生成素（LH）

黄体生成素在卵泡期刺激卵泡膜细胞合成雄激素，以便为雌二醇的合成提供底物；排卵前可促进卵泡成熟与排卵；黄体期维持黄体功能，促进孕激素及雌激素的合成与分泌。通过测定黄体生成素，可以了解卵巢功能，预测排卵时间，对于不孕症的治疗也有一定的指导意义。黄体生成素正常值：排卵前期为2~15 mIU/ml，排卵期为30~100 mIU/ml，排卵后期为4~10 mIU/ml。在非排卵期的正常值是5~25 mIU/ml。

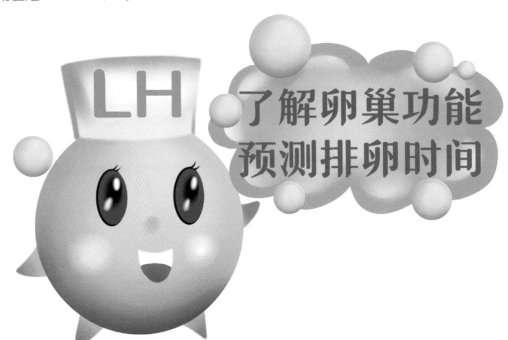

了解卵巢功能 预测排卵时间

### 3. 催乳素（PRL）

催乳素是由垂体前叶分泌的激素，主要功能是促进乳房发育及分泌乳汁。在非哺乳期，女性血催乳素正常值为5.18~26.53 ng/ml。催乳素水平随月经周期波动较小，但具有睡眠相关的节律性，入睡短期内分泌增加，醒后下降，下午较上午升高，餐后较餐前升高。上午9—10点是其分泌的低谷，应在此时空腹抽血。催乳素的分泌受多种因素的影响，例如饱食、寒冷、性交、情绪波动、刺激乳房等均会导致催乳素升高。一次检测值偏高不足以诊断为高催乳素血症，需排除以上影响因素后重复测1~2次，连续两次高于正常范围方可做出诊断。

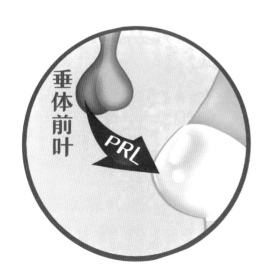

### 4. 雌二醇（$E_2$）

雌二醇是天然雌激素的一种。它是测定卵巢功能的激素指标之一，可用来诊断是否早熟。雌二醇还是诱发排卵和促排卵时卵泡成熟和过度刺激的检测指标之一。在卵泡期检查雌二醇，可反映卵泡的发育情况，假如雌二醇水平低则说明卵泡发育不良。

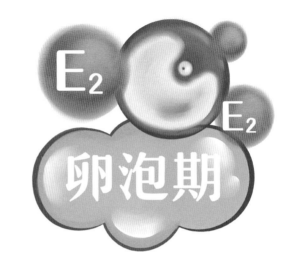

### 5. 孕酮（P）

孕酮，又名黄体酮，是由卵巢黄体分泌的一种天然孕激素。孕酮是维持妊娠状态所必需的性激素，可反映黄体功能。如孕酮水平偏低说明黄体功能不全。要准确了解体内孕酮的分泌情况，需在月经周期的第18~26天时连续检查3次，才能得出较为准确的结论。

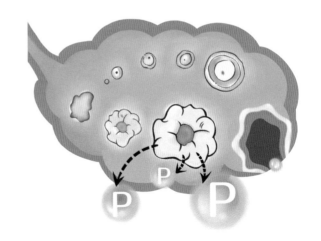

### 6. 睾酮（T）

睾酮由卵巢及肾上腺皮质分泌的雄烯二酮转化而来。主要功能是促进阴蒂、阴唇和阴阜的发育，促进阴毛、腋毛的生长，对雌激素有拮抗作用，并有增强性欲的作用；对机体代谢功能有一定影响，如促进蛋白质合成等。绝经后肾上腺皮质是产生雄激素的主要部位。99%以上的睾酮在血循环中与肝分泌的性激素结合球蛋白结合，呈无活性状态。只有1%的游离睾酮有生物活性。在胰岛素抵抗的代谢紊乱者，性激素结合球蛋白水平下降，游离睾酮升高，在总睾酮并不升高的情况下，出现高雄激素血症的表现。

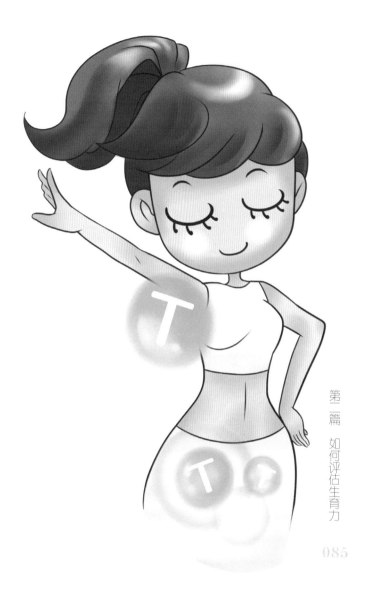

# 常见激素单位换算

睾酮（T）

1 nmol/L=0.288 ng/ml

1 ng/ml=3.47 nmol/L

1 ng/ml=100 ng/dl

孕酮（P）

1 nmol/L=0.314 ng/ml(μg/L)

1 ng/ml=3.18 nmol/L

催乳素（PRL）

1 μIU/ml(mIU/L)=0.047 ng/ml

1 ng/ml=21.2 μIU/ml(mIU/L)

雌二醇（$E_2$）

1 pmol/L=0.273 pg/ml(ng/L)

1 pg/ml=3.67 pmol/L

# ××医院检查报告单

姓名：　　　　性别：女　　年龄：　　　　抽血日期：　　年　　月　　日

| 序号 | 名称 | 英文简称 | 结果 | 单位 | 参考值 |
|------|------|----------|------|------|--------|
| 1 | 卵泡刺激素 | FSH | — | mIU/ml | 卵泡期：3.58~8.7　　排卵期：4.54~22.5<br>黄体期：1.79~5.12　　绝经期：16.74~113.59 |
| 2 | 黄体生成素 | LH | — | mIU/ml | 卵泡期：2.12~10.89　排卵期：19.18~101.30<br>黄体期：1.20~12.86　绝经期：10.87~58.64 |
| 3 | 催乳素 | PRL | — | mIU/ml | 3.34~26.72 |
| 4 | 雌二醇 | $E_2$ | — | pg/ml | 卵泡期：24~114　　黄体期：80~273<br>绝经期：20~88 |
| 5 | 孕酮 | P | — | ng/ml | 卵泡期：0.31~1.52　黄体期：5.16~18.56<br>绝经期：0.00~0.78 |
| 6 | 睾酮 | T | — | ng/ml | 0.10~0.95 |

注意

（1）慎用药物：检测基础性激素前，应至少1个月不用性激素类药物（包括黄体酮、雌激素类等），否则将影响结果的可靠性（治疗后需要复查性激素者除外）。注射促排卵药物、孕激素、人绒毛膜促性腺激素等后，每个人体内代谢不同，个体差异较大。促排卵一定会使患者体内雌激素水平过高，因为卵泡分泌雌激素，多个卵泡同时生长的时候，体内的雌激素其实是超出生理量的。但是这种雌激素的升高是短期行为，当把卵泡取出之后，雌激素水平会慢慢恢复到正常。

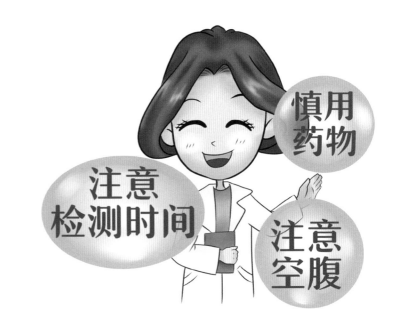

（2）排卵期检测：在月经周期的第13~15天行B超检查，了解卵泡的发育状态。此时行性激素（黄体生成素、雌二醇、孕酮）检查，可以明确卵泡发育情况，了解是否即将排卵或已经排卵。

（3）黄体期检测：在月经周期的第21~22天，测定雌二醇与孕酮，可以了解黄体功能。

（4）注意空腹：为避免食物中可能存在的外源性激素等对检测结果有影响，建议患者空腹抽血检查性激素水平。

（郭薇）

# 12

## 抽血化验可以看能生不能生吗？

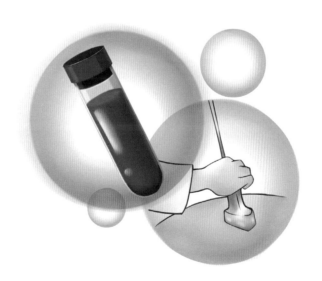

最常见的女性生育力评估方式有两种：一种为影像学评估，比如通过超声进行卵巢评估；另外一种即采集血标本，进行血液检测。

采集血标本主要是对女性血标本中的激素水平进行检测，以结合病情对患者的相关疾病及生育力进行评估。用于女性生育力评估的激素通常有以下几种：卵泡刺激素、黄体生成素、雌激素、雄激素、催乳素、抗米勒管激素（AMH）和抑制素B（INH-B）。每种激素的检测对血标本采集的时机有一定要求，主要根据女性的月经周期确定，同时也需要参考每一位患者的具体情况。

前面已经介绍过几种主要激素的生理意义及正常值，下面接着介绍激素异常所提示的疾病状态及卵巢功能状态。

卵泡刺激素（FSH）测定值异常提示下丘脑、垂体或者卵巢可能发生病变，导致女性生育力下降。FSH值低见于应用雌激素或孕激素治疗期间、席汉综合征、特发性低促性腺激素性腺功能减退等；FSH

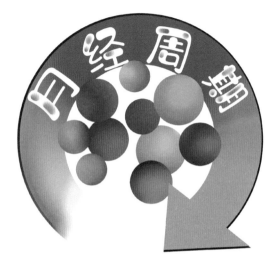

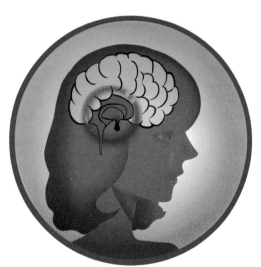

值高见于卵巢早衰、卵巢不敏感综合征、原发性闭经、绝经后妇女等。FSH为一个相对滞后的卵巢储备功能评估指标，对早期卵巢储备功能评估灵敏度低，只有在卵巢储备功能明显降低或衰竭时才升高，而在此阶段任何辅助生殖技术都很难提高妊娠率。FSH受多种因素影响，不能单独用于评估卵巢储备功能。

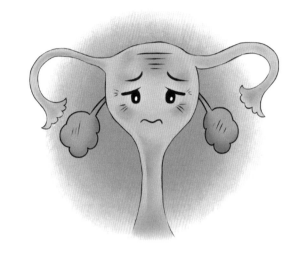

　　卵泡刺激素/黄体生成素比值(FSH/LH)升高由FSH相对升高或LH相对降低导致。当卵巢功能衰竭时血清FSH、LH均升高。在卵巢储备功能下降的早期，FSH/LH比值升高。FSH/LH比值过高还提示可能存在多囊卵巢综合征。在月经期雌激素和孕激素水平多处于较低水平，如果出现雌激素水平异常升高，提示卵巢功能减退。FSH/LH预测卵巢储备功能及卵巢反应性的阈值尚无定论，从FSH/LH≥2.0到FSH/LH≥3.6不等。

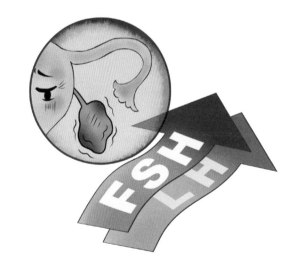

雄激素主要指睾酮、雄烯二酮、脱氢表雄酮等，如果血清雄激素水平在正常参考值高限或轻度升高，提示可能为多囊卵巢综合征。

　　抗米勒管激素（AMH）和抑制素B（INH-B）出现异常提示卵巢储备功能下降。AMH是由窦前卵泡及窦卵泡表达的一种糖蛋白，AMH最早可由36周的胚胎卵巢内小生长卵泡分泌合成，在青春期后达到高峰，随年龄的增长逐年下降，至绝经期降到低值。AMH血清水平与窦前卵泡及卵巢窦卵泡数量有关。由于AMH并不受月经周期的影响，故其相对于FSH、LH、$E_2$、P等激素来说，对评价性腺功能及诊断生殖内分泌疾病具有更为重要的临床意义，适用于一般人群和卵巢储备功能不良的高风险人群。血清AMH水平随年龄增长缓慢降低，其在不同年龄段人群中的波动也较大。35岁以后，血清AMH下降较快，即卵巢储备功能下降较快，女性生育的可能性大大降低。

（郭薇）

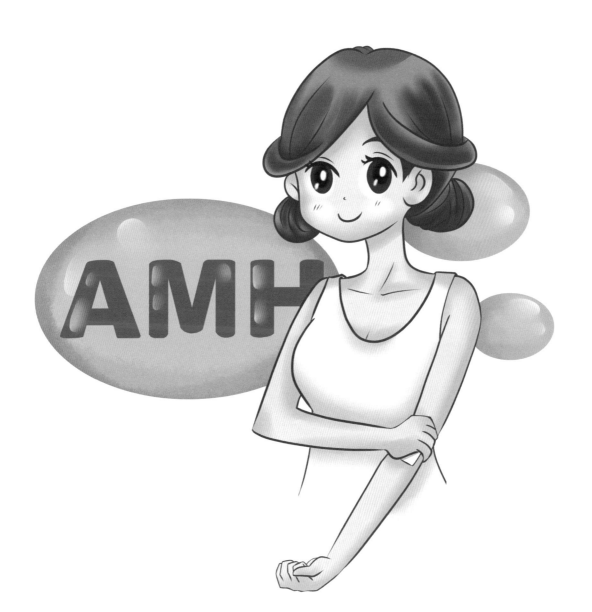

# 13

## AMH真的是一"激"定乾坤吗?

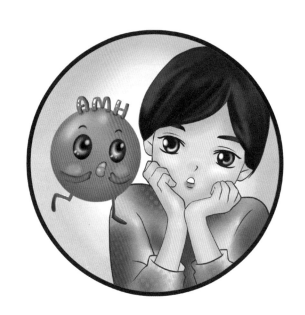

　　"现在没有爱人，没有结婚，不能生育；生活、工作压力太大，没有条件生育；等以后条件成熟了，我还能生育吗？"很多大龄女性、女白领高管们常有这种疑惑。AMH可以帮助解答！

进入试管婴儿备战周期的准爸妈们经常会问："我们能取几个卵？能做胚胎移植、冷冻吗？会不会卵巢过度刺激？能成功吗？"这些问题AMH也可以帮助解答！

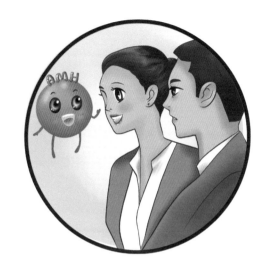

有些患者因卵巢囊肿需要手术，那她们以后还能要宝宝吗？这种情况可以测一测AMH看看！

AMH是什么神器？下面让我们来揭开其神秘面纱！

AMH，即抗米勒管激素，是卵巢窦卵泡颗粒细胞分泌的活性因子，可以用于评估卵巢储备功能；其不随月经周期变化，不管来没来月经，随时都可以检测。在卵巢储备功能下降时，AMH值变化最早，其比FSH、窦卵泡计数（AFC）、抑制素B（INH-B）更敏感，更能反映卵巢储备功能。

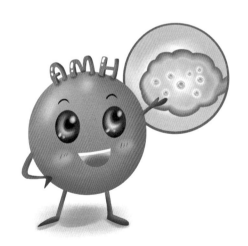

## AMH的作用

1. 用于卵巢功能评估

AMH可以用于未生育女性卵巢功能评估，以免其错过最佳生育时机。

如果测得的AMH值偏低，如同手机电量不足，提示卵子库存不足，可能很快就不再年轻貌美。没结婚的也许就需要抓紧时间，已婚的也应把生育大事提上日程，早做规划。

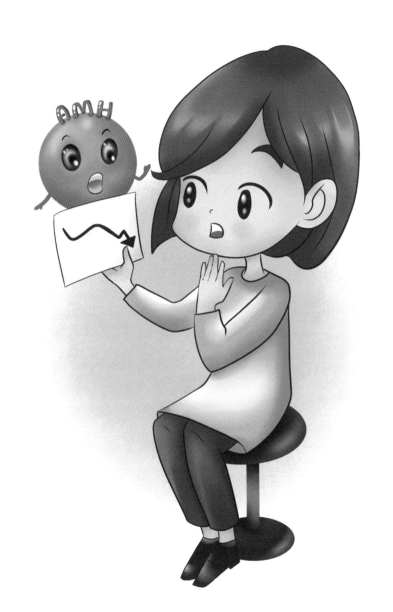

2. 用于辅助生殖助孕

（1）AMH可以预测促排卵周期中的卵巢反应性：AMH是预测促排卵周期中卵巢低反应和高反应的最佳指标。AMH值偏低，取不到卵，没胚胎可移植的可能性较大，可能需要多花时间，多尝试通过试管婴儿技术助孕，打持久战；AMH值偏高，取卵比较多、卵巢过度刺激综合征风险较大，新鲜胚胎不移植，胚胎冻存的可能性大。临床医师可参考AMH值制订个体化促排卵方案，以降低周期取消和卵巢过度刺激综合征等的发生率。

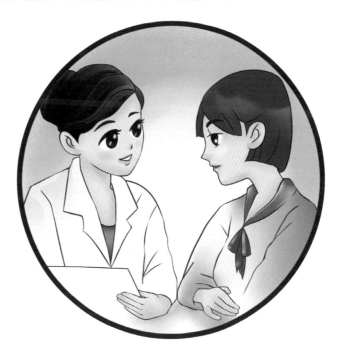

（2）预测辅助生殖治疗临床结局：AMH值可以预测获卵数，但对卵母细胞和胚胎质量以及辅助生殖治疗成功率的预测价值尚有争议。

### 3. AMH与多囊卵巢综合征（PCOS）

PCOS患者窦卵泡数较正常人显著增加，因此其AMH值也显著增高，可能与PCOS的严重程度和亚型相关。AMH值可能成为PCOS诊断的重要补充。

### 4. AMH与妇科疾病及手术

一些妇科疾病（如子宫内膜异位症）以及许多妇科手术（包括卵巢良性囊肿剔除术、输卵管切除术、卵巢巧克力囊肿剔除术、子宫切除术、子宫动脉栓塞治疗）对卵巢功能有潜在影响。妇科手术前，可以检测AMH，通过术前对AMH的检测评估卵巢功能，选择更合适的个体化治疗方案。

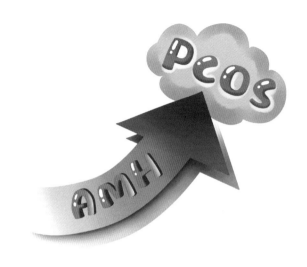

### 5. AMH预测绝经年龄和自然妊娠

同年龄女性中AMH值低者绝经年龄较早，AMH在绝经前5年左右降低至检测下限。AMH值预测自然妊娠价值有限，极低AMH值的女性仍有生育的可能性，只是可能性非常低，就像百万大奖彩票肯定有人能中，但不知道天上掉馅饼砸脑袋的那个幸运儿是不是你！

（赵红翠）

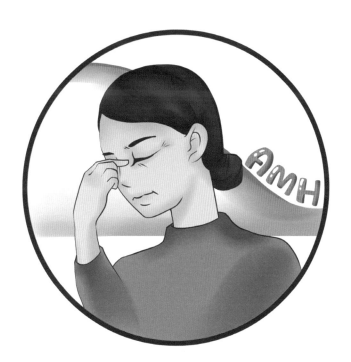

# 3

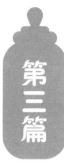

# 谁伤害了我的生育力

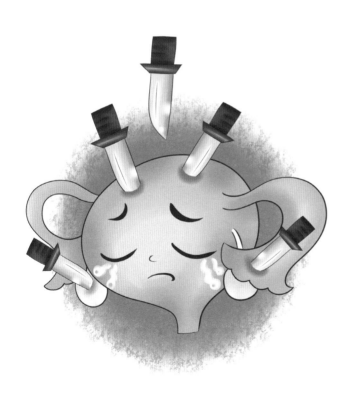

# 14

## 是时候谈谈年龄与生育力的问题了

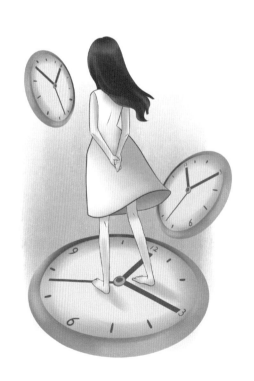

年年岁岁花相似，岁岁年年人不同！就像时间会带走我们的青春容颜一样，女性生育力也是宝贵的、有保质期的。女性生育力就好比一个"生育时钟"，时钟嘀嘀嗒嗒向前，我们的生育力一点一点消逝。25~30岁生育力达到顶峰，但是30岁之后生育力就开始走下坡路。到了35岁时，走下坡路的生育时钟的时针开始偷偷加速转动。40岁之后全面提速，生育力直线下降，直到绝经期。

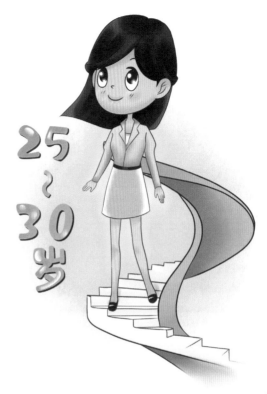

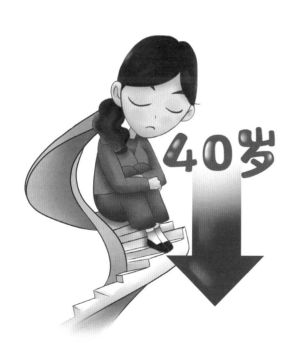

随着年龄的增长可能出现各种妇科疾病，如子宫肌瘤、卵巢囊肿、宫颈病变、子宫内膜息肉、妇科炎症等良性病变甚至妇科恶性肿瘤；全身疾病如高血压、心脏病、糖尿病、肥胖等发病率均明显升高。这些都会影响女性的生育力。

时光匆匆，生育时钟亦如流水无法逆转。女性生育力主要体现在卵巢储备功能上，主要指卵巢内存留的卵泡数量和质量。女性刚出生时卵巢内有100万~200万个卵泡，儿童期多数卵泡退化，至青春期只剩下30万~50万个，40~50岁时仅剩几百个原始卵泡。

卵巢内卵泡是座金山，但卵泡只有出，没有进，如同"坐吃山空"。并且世间好物不坚牢，彩云易散，琉璃易脆，卵母细胞亦十分娇贵，它们对放射线、化疗药物等损伤十分敏感，一旦破坏，无法恢复。时间是雕

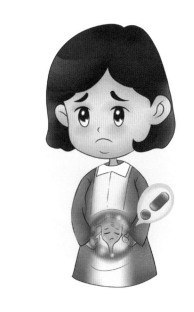

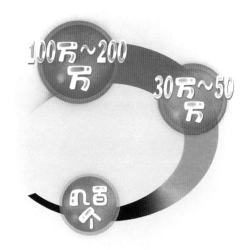

刻刀，雕刻我们的心灵，亦雕刻我们的卵母细胞。年轻女性的卵母细胞珠圆玉润、受孕概率高。年龄大的女性卵母细胞年老色衰，不但受孕概率低，而且流产、胎儿畸形、早产发生概率大大增加，妊娠期高血压、糖尿病等并发症发生率也大大增加。纵然可能外表依然貌美如十八，但卵巢年龄会给你沉重一击。

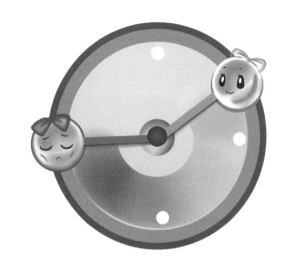

许多人藐视生育时钟，以为"试管婴儿"是万能技术，如美颜相机，能永葆卵巢青春，却不知道巧妇难为无米之炊，再好的厨师没有材料也无法做出满汉全席。卵母细胞质量是试管婴儿技术助孕成功与否最关键的因素。卵巢储备功能正常的女性试管婴儿技术助孕成功率在40%~50%；而年龄大、卵巢储备功能下降的女性试管婴儿技术助孕成功率显著降低，为5%~10%，更有严重者成功率几乎如中彩票概率，不到1%！

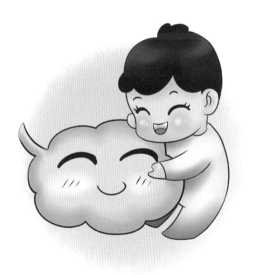

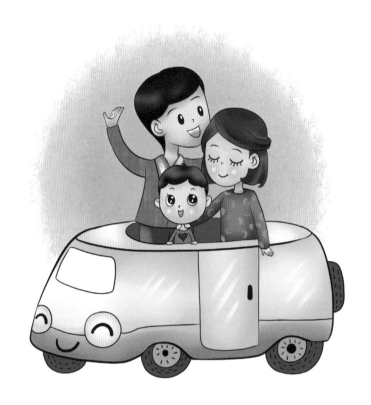

　　试管婴儿技术并非神器，技术本身并不能提高卵母细胞质量。上帝给每个女性的生育力是有限的，生育大事和事业、爱情一样，最好早提上日程，早做规划，勿赶末班车，勿错过班车！

（赵红翠）

# 15

## 心宽体胖，卵也"胖"吗？

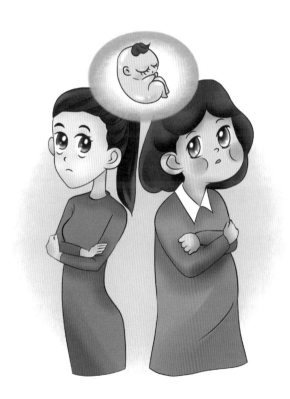

很多女性都希望拥有曼妙窈窕的身姿，觉得越瘦越好。医学生育界专家认为，胖瘦也会影响女性的生育力。过度肥胖或者过分纤瘦的女性会因为体重因素影响排卵。那么身体的胖瘦究竟会对生育力产生怎样的影响呢？

肥胖会破坏女性内分泌，多余的脂肪会影响体内各种激素的分泌，会阻碍排卵，使怀孕更加困难。肥胖会引发各种健康问题，例如：高血压、心脏病、糖尿病等。这些疾病也可能造成女性不孕，并且会在妊娠期引起一些并发症。病理性肥胖的妇女辅助生殖治疗的成功率也会较低。越胖的女性，其卵巢功能下降越快。2009年发表在*Fertility and Sterility*期刊上的一项研究发现，18岁起就发胖的女性更容易患多囊卵巢综合征，这是育龄女性最常见的代谢性疾病，也是导致不孕的常见原因。

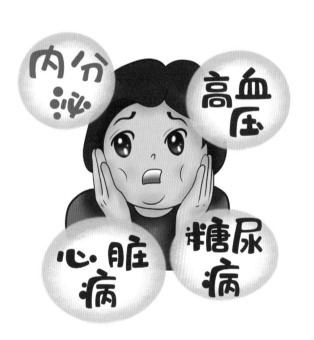

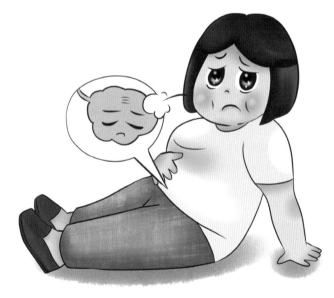

虽然肥胖女性与正常体重女性相比卵母细胞的平均数量并没有改变，但肥胖女性卵母细胞质量较差。体重可能会影响卵母细胞的发育能力，高质量的胚胎数量在正常体重女性和肥胖女性中明显不同，肥胖女性的卵母细胞和胚胎质量较差。

体内过多的脂肪会影响女性生育，但是太瘦的女性也会遭遇生育困难。盲目过度减肥有可能导致内分泌紊乱、月经失调、排卵停止，甚至出现下丘脑性闭经。这些大多是由于过度的节食、不适宜的运动导致体内激素分泌异常，瘦素、黄体生成素及雌激素水平过低，促性腺激素释放激素水平低，从而不能维持窦卵泡发育到排卵水平。

女性如果皮下脂肪很少，就无法生成足够的雌二醇，它是体内的天然雌激素，能促进和调节女性性器官及第二性征的正常发育，也是与生育息息相关的重要物质。过度节食所带来的营养不均衡、微量元素严重

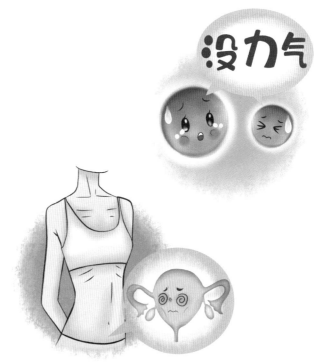

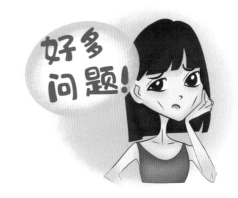

缺乏也会影响生育力。哈佛大学2009年的一项研究发现，瘦素含量过低会导致月经失调，进而影响生育。尤其是年龄超过30岁的女性，生育力本身已经下降，更要谨慎减肥。因此通过合理饮食和适度运动来保持健康的体重是女性提高生育力最重要的手段之一。

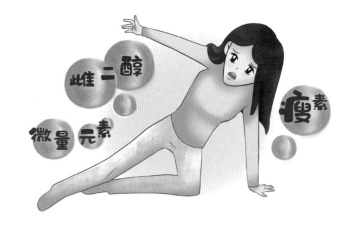

　　身体的胖瘦会影响女性的生育力，为了保持良好的生育力，女性朋友们既要健康饮食，注意控制体重，避免超重和肥胖；同时也不要追求过分纤瘦，因为过瘦也会影响生育。身材正常，健康就好。

（潘宁宁）

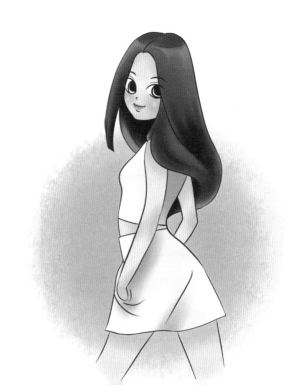

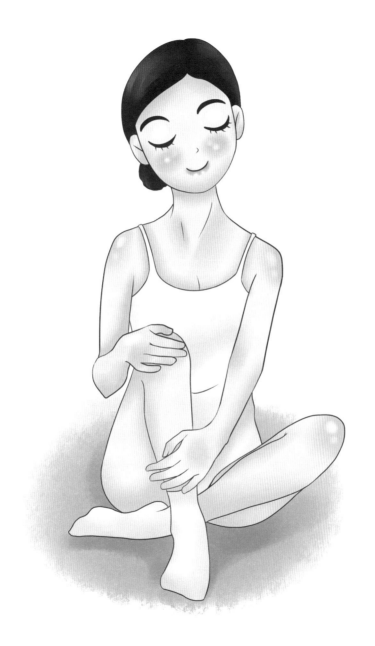

# 16

## 卵巢早衰是天生的吗？

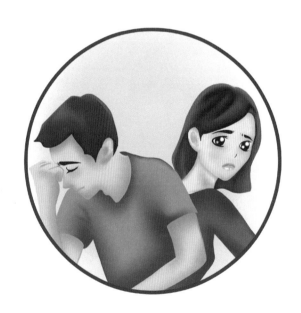

生孩子是男女双方共同参与的事情。生不出孩子，有可能是女方因素造成的，也有可能是男方因素造成的，还有可能与双方因素都有关。不孕的女性是天生无法生育吗？遗传因素在女性生育中发挥怎样的作用?

女性生育力的影响因素繁多，影响女性生育力的病理因素及其相关机制至今仍未具体阐明，可能与遗传、自身免疫性异常、感染和代谢异常等多种因素相关。

卵巢早衰是指女性在40岁以前发生卵巢功能的衰竭，使女性排卵异常或停止排卵，是妇科疾病中的疑难病症，也是常见的严重影响女性生育力的因素。

卵巢早衰的发生呈现明显的家族聚集性，提示卵巢早衰的发生可能与遗传因素密切相关。卵巢早衰发生的遗传机制有很多。由于染色体缺陷和基因缺陷对减数分裂的损害作用，原始卵泡池减少，卵泡凋亡增加或卵泡成熟障碍导致闭锁，最终卵巢功能衰竭。

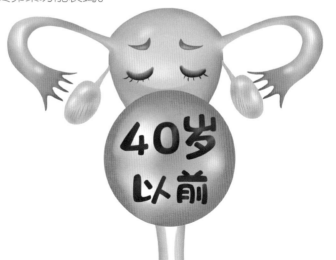

研究发现，与女性卵巢早衰相关的基因主要存在于性染色体（即X染色体）（占12%），同时也存在于一些常染色体及某些可导致卵巢早衰的自身免疫性疾病的相关基因上。有学者对30个原发性卵巢早衰患者的家族进行研究发现，卵巢早衰的主要原因可能是X染色体缺陷，家族性和非家族性的X染色体异常在卵巢早衰患者中都存在。X染色体的异常主要包括染色体数量异常（如特纳综合征的X染色体缺失和X三体）及染色体结构异常（如部分片段的缺失和易位）。常染色体的易位在卵巢早衰患者中并不常见，多数都是X染色体和常染色体的平衡易位。也有许多常染色体基因与卵巢早衰密切相关。

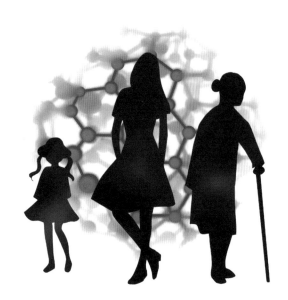

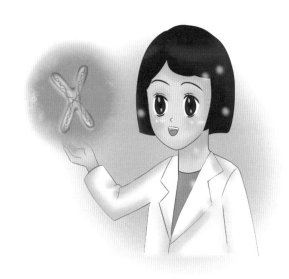

目前的研究认为，卵巢早衰不太可能由单个基因引起，更支持卵巢早衰是一种涉及多基因相互作用的异质性遗传病。另外从子代遗传看，母女之间的更年期年龄有44%～65%的遗传性。

当然，对于继发不孕的女性，其不孕的发生也可能存在遗传因素的影响。随着生殖医学基础理论研究的深入和医学技术的不断发展，遗传因素对女性生育力影响的研究也将进一步深入。由专家对遗传性卵巢早衰家族的女性提供遗传学咨询，给予生育指导，也许可帮助这些女性尽早获得生育。

（潘宁宁）

# 17

## "祸起萧墙"——卵巢肿瘤

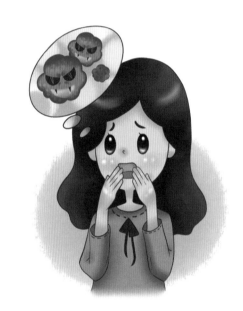

　　众所周知，成熟卵母细胞受精是妊娠的开始。卵母细胞来自女性特有的生殖器官——卵巢，因此，若卵巢出现病变，简直就是"祸起萧墙"。在这个谈瘤色变的年代，若生育期女性得了卵巢肿瘤，是否就对生育力判了死刑呢？

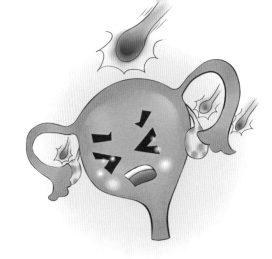

### 1．"飞来横祸"

卵巢肿瘤对于育龄期女性来说，不亚于"飞来横祸"。通常，卵巢肿瘤起源于卵巢组织，若肿瘤破坏或压迫卵巢组织，可造成卵巢组织的萎缩和卵巢功能的减退，导致卵母细胞数量减少和生长成熟障碍；肿瘤的生长改变了卵巢、输卵管及盆腔其他器官之间的正常解剖关系，影响了卵子的正常排出；肿瘤的破裂、蒂扭转、感染等并发症的发生，除了导致急性腹痛之外，同时也造成卵巢的坏死及局部解剖关系的破坏；恶性卵巢肿瘤对卵巢的破坏性比良性肿瘤更大，其可浸润周围生殖器官，严重时可导致全身状况恶化，对生育力

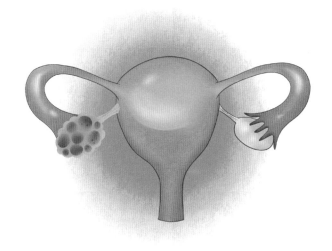

的打击更加致命；有些卵巢肿瘤具有内分泌功能，会分泌性激素，如雌激素、雄激素等，引起内分泌紊乱，使生育力雪上加霜；此外，卵巢转移性肿瘤侵犯卵巢实质，影响卵母细胞的生长。

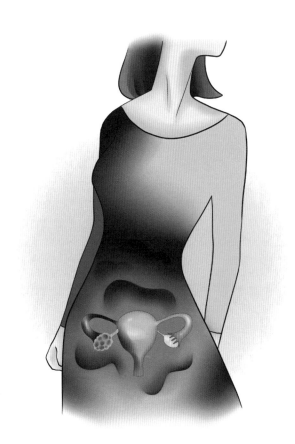

2. "一叶障目"

　　患卵巢肿瘤并不意味着生育力的丧失，不能"一叶障目"。卵巢肿瘤的形态和病理类型多样。形态方面包括囊性和实性，单侧性和双侧性；病理类型包括良性肿瘤、交界性肿瘤和恶性肿瘤。育龄期女性卵巢肿瘤以囊性、单侧性多见，良性肿瘤常见，多数直径≤8 cm，观察或口服避孕药2~3个月后，可自行消失，大多不影响生育力，但患者需要每3~6个月到医院复查。

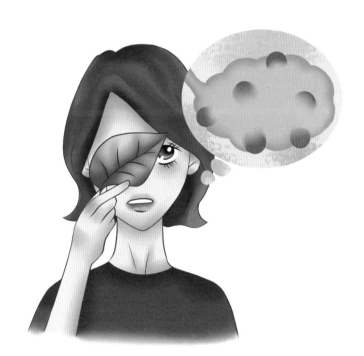

3. "保驾护航"

卵巢肿瘤并不可怕，应及时就医，让医生为生育力保驾护航，甚至妙手回春。如果卵巢肿物体积大或形态学不佳，需要手术治疗，目前的微创手术技术已经炉火纯青，除了伤痛小、恢复快的优势之外，手术方案也相对成熟。对于囊性肿物，仅需行囊肿剔除术，正常形态的卵巢组织会最大限度地保留，尽量减少对生育力的损害；即使行单侧卵巢切除术，若另一侧卵巢功能正常，依然可以自然受孕；即使是恶性卵巢肿瘤，针对不同的肿瘤类型，也有保留生育功能的手术方案；目前还有卵母细胞冷冻技术、卵巢组织冷冻技术等辅助生育技术，为生育力保护提供一份保障。

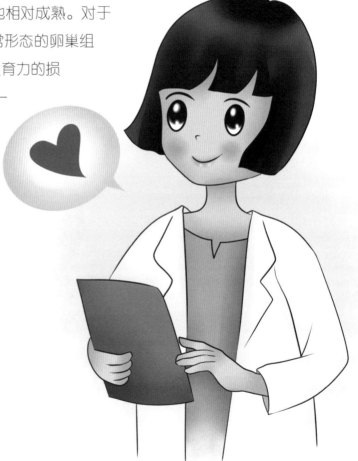

卵巢对于女性生育力举足轻重。女性应关注卵巢健康，应定期进行妇科超声检查，以了解自己的卵巢情况。若真的"祸起萧墙"，也不要"一叶障目"，应及时到医院就诊，通过医生制订的治疗方案为生育力"保驾护航"。

（李莉）

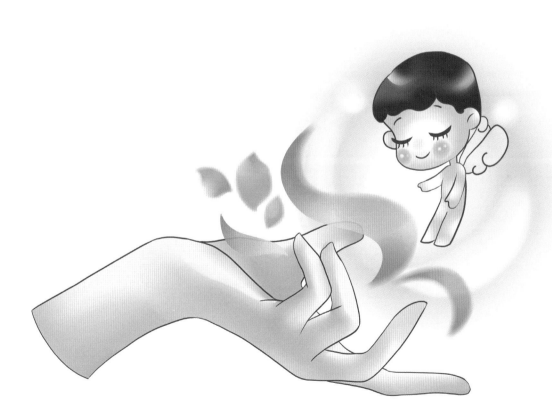

# 18

## 笼罩生育力的"雾霾"——生殖器炎症

雾霾对于在城市生活的人们来说并不陌生，大家经常要与雾霾搏斗一番。而生殖器炎症对于女性，就犹如雾霾一样，稍不注意，就要被笼罩。

基本上所有的女性在一生中都经历过生殖器炎症。对于生育期女性，阴道炎、宫颈炎、盆腔炎更加常见。因发病于与生育力息息相关的生殖器官，生殖器炎症对生育力或多或少存在一定的影响。

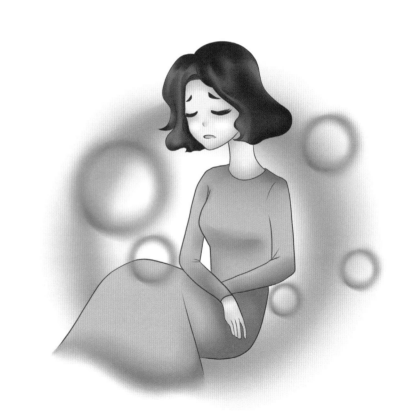

1. 阴道炎

阴道与外界相通，当外界病原体过多或者自身免疫力下降时，阴道就容易受到感染。由于这些病原体消耗了阴道细胞内的糖原，会改变阴道的酸碱度，使阴道内的酸度更高，这种酸碱度的改变会影响精子的活动力，进而影响受孕。并且，细菌性阴道病与不良妊娠结局有关，如胎膜早破、早产等。

阴道炎的治疗根据病原体的不同，用药大不相同。因此，若出现了白带增多、瘙痒等症状时，需及时到医院就诊，进行白带常规检查，根据结果对症用药。

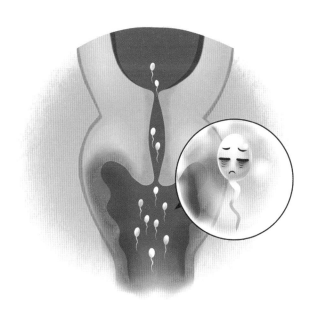 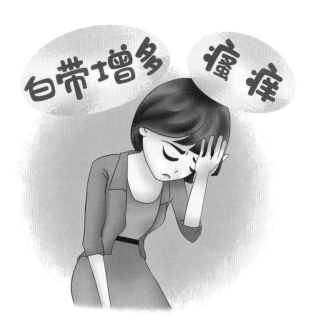

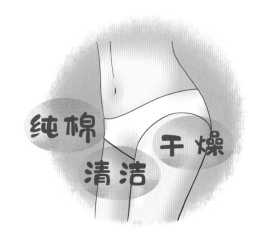

阴道炎的治疗效果较好，治好后不影响怀孕，但易复发，平时建议穿纯棉内裤，保持外阴清洁、干燥，不建议清洗阴道。

2. 宫颈炎

宫颈是阻止下生殖道病原体进入上生殖道的重要防线，但宫颈管黏膜上皮为单层柱状上皮，抗感染能力较差，若受到性交、分娩、流产、手术等机械性刺激而受损，容易发生感染。阴道炎也会波及宫颈，诱发炎症。宫颈炎时宫颈黏液的性能发生改变，并含有大量白细胞，妨碍精子进入宫腔，影响受孕。

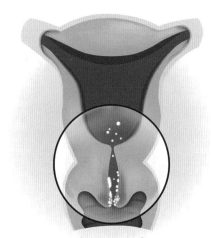

宫颈炎

急性宫颈炎的治疗主要采用抗生素治疗，根据不同情况采用经验性抗生素及针对病原体的抗生素治疗。若急性宫颈炎迁延不愈，或者病原体持续感染，发展为慢性宫颈炎，治疗则以局部物理治疗和局部阴道置药为主。宫颈炎治愈后，不影响受孕。

### 3. 盆腔炎

子宫内膜犹如土壤，输卵管犹如播种机，盆腔环境犹如种子生长的自然环境。若土地肥沃、播种机播种流畅，风调雨顺，种子就能自然顺利

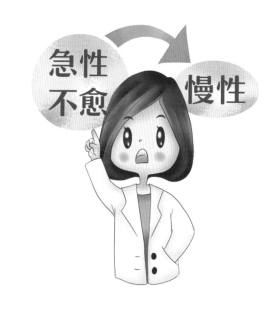

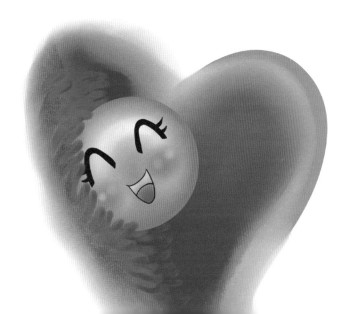

地生根发芽。若这些受到病原体的感染，势必导致颗粒无收。

　　子宫内膜炎、输卵管炎、输卵管卵巢脓肿、盆腔腹膜炎统称为盆腔炎，其对生育力的打击不容小觑。日常所说的内膜炎、附件炎一般都属于盆腔炎。

　　急性盆腔炎的治疗主要采用抗生素治疗。患者一定要进行规范治疗，不能今天腹痛吃一粒，明天不疼乐悠悠。不规范的用药会导致慢性盆腔炎，出现输卵管积液、盆腔粘连等，从而导致不孕。

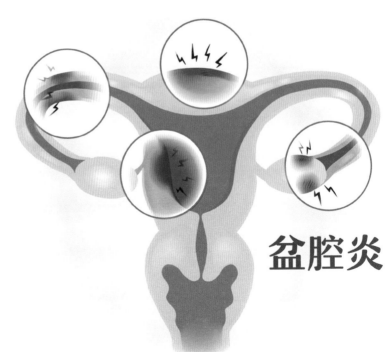

盆腔炎

雾霾经过治理，就能使人们在清新、干净的环境中幸福生活。对于笼罩在生育力上的"雾霾"——生殖器炎症，我们也不要害怕，注意个人卫生，提高身体素质，患病后及时进行正规化的治疗，就可以还生育力一个碧海晴天。

（李莉）

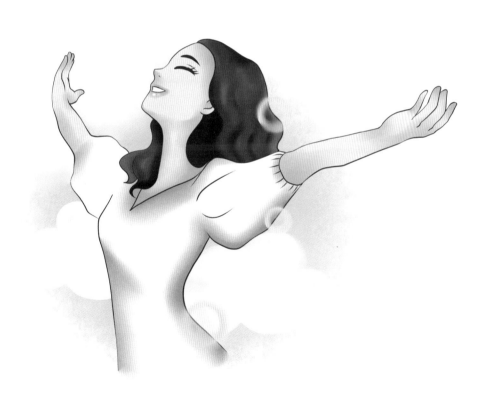

# 19

## 是药三分毒

是药三分毒，用药需谨慎，尤其是在备孕及妊娠阶段。如果在备孕或妊娠期间需要长期服用某种药物，最好和产科医生进行沟通，看是否需要调整用药剂量或更换相对安全的药物。

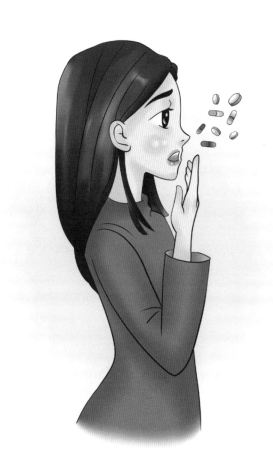

抗风湿类药物、治疗哮喘及狼疮类药物、抗高血压药、镇静类药物、抗肿瘤药等均会导致女性不孕症的发生。

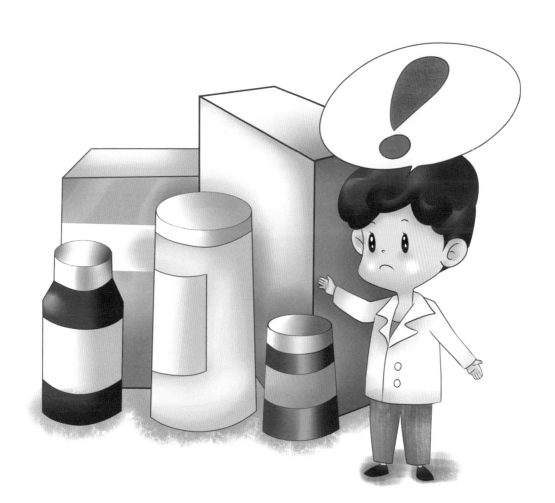

1. 抗风湿类药物

非甾体抗炎药均可通过胎盘，大多数属B类妊娠药物。该类药物在孕早期应用不会增加胎儿畸形的风险，但可引起胎儿肾灌注减少，继而导致羊水减少。孕晚期可致胎儿动脉导管早闭，引起肺动脉高压。

2. 治疗哮喘和狼疮类药物

大剂量应用可的松和泼尼松类药物不但会导致月经紊乱，还会抑制脑垂体分泌足够的卵泡刺激素及黄体生成素，进而导致卵巢无法正常排卵，影响女性受孕。

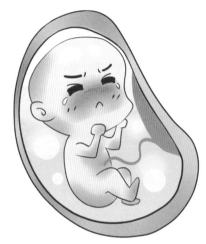

**羊水变少**

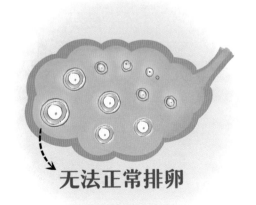

**无法正常排卵**

### 3. 抗高血压药

目前临床常用的一线抗高血压药分为五类：血管紧张素转换酶抑制剂、血管紧张素受体拮抗剂、β受体阻滞剂、利尿剂、钙拮抗剂。目前认为β受体阻滞剂（如拉贝洛尔）妊娠期使用时在降压过程中不影响胎盘、胎儿及子宫的血流灌注，对患者刺激作用较小。血管紧张素转换酶抑制剂（如普利类）和血管紧张素受体拮抗剂（如沙坦类）则具有明显的致畸作用，对胎儿生长发育具有不良影响，在备孕阶段应该停用，改用其他类型的降压药。因为不同类型抗高血压药的作用机制不同，因此抗高血压药需在医生指导下服用，并根据血压控制情况及时由专科医生调整用药剂量。

### 4. 镇静类药物

该类药物会提高催乳素水平，从而妨碍排卵。几乎所有作用于中枢神经系统的药物都会影响催乳素水平和下垂体促进排卵的功能。巴比妥和非巴比妥类镇静催眠药可使女性出现月经紊乱和排卵障碍，从而导致不孕。

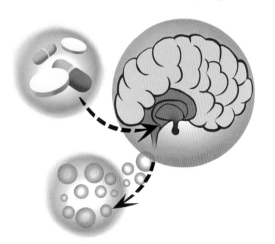

催乳素升高

### 5. 抗肿瘤药

由于女性卵巢皮质中的原始卵泡在女性出生后不可再生，肿瘤治疗所涉及的卵巢手术、放疗、化疗均可能

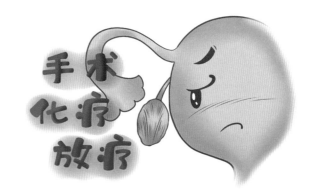

造成卵巢功能的下降，甚至卵巢早衰。现在常用的化疗方案中，ABVD方案（多柔比星、博来霉素、长春碱、达卡巴嗪）的生殖毒性相对较低，但该方案在给药后短期内造成AMH以及卵巢对超促排卵药物的反应性明显下降，即使是年轻、卵巢储备功能好的女性也不例外。放疗对卵巢的影响更大。据估计，2 Gy以下的放射剂量足以破坏整个卵巢池中半数的卵母细胞。一旦放化疗联合使用，卵巢功能受损或衰竭的风险可达100%。放疗对子宫同样造成损伤。幼年以及青春期的盆腔放疗可导致子宫基层延展性、血管结构以及胎盘、脐带形成的异常，从而导致自然流产、早产以及胎儿宫内生长受限发生率的升高，以及孕中期流产。

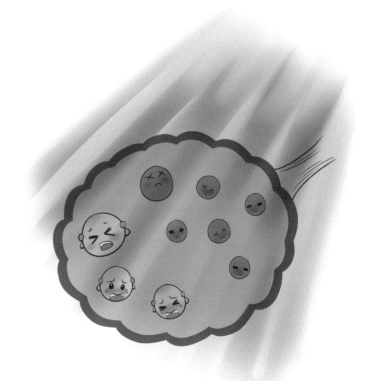

无论是保健品、所谓的保胎药或者副作用较小的中药制剂，都无法确保对生育力及胚胎无影响，医源性用药皆如此。所以妊娠前及妊娠期用药前最好和产科及相关医生进行沟通，调整用药剂量、频率，或者改用其他副作用相对小的药物，尽量把影响降至最小。

（韩晶）

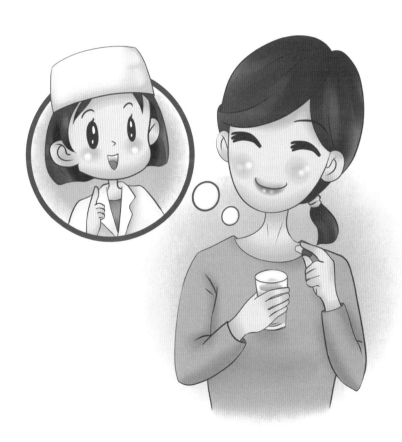

# 20

## 抽烟喝酒卵也"怕"

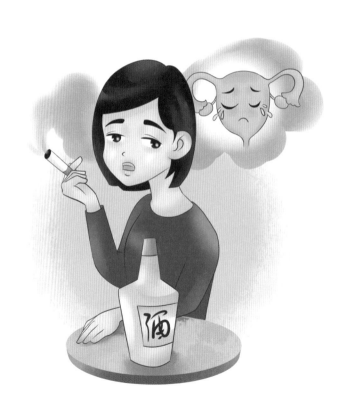

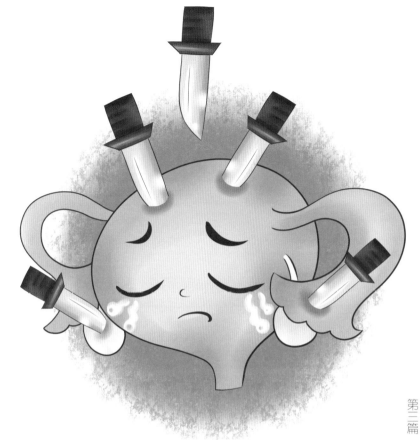

不良生活习惯会对女性生殖系统造成危害。轻则引起受孕时间延长，内分泌失调，重则引起卵巢功能早衰、排卵障碍及不孕。目前研究表明，肥胖、低体重、吸烟、酗酒、吸毒均会对女性生殖系统造成不可逆的损伤。下面重点介绍吸烟与酗酒。

# 一、吸烟

2015年的统计数据显示，中国有1400万女性烟民，其中50％为高学历女性。香烟中含有超过4000种的化学物质，可引起多种潜在的健康问题，其中也包括女性不孕症。与不吸烟的女性相比，吸烟女性的不孕症发病率明显升高。

香烟中的化学成分会使类固醇激素的产生减少，降低雌激素的活性，从而降低卵泡中雌二醇的水平，影响卵母细胞的质量及成熟。另一数据显示吸烟女性血液中FSH水平提高了66％，受二手烟影响的女性则提高了39％，并引起AMH水平的降低。吸烟不仅对性激素水平产生影响，对卵巢、卵泡也有破坏作用。研究表明，香烟中一种称为苯并芘的化学物质可增加原始卵泡的活化，并使发育中的卵泡发生闭锁。

吸烟引起高质量卵母细胞的丢失甚至卵巢早衰，并使女性的绝经期提前1~4年。

国外的一些动物实验显示，长期暴露于吸烟

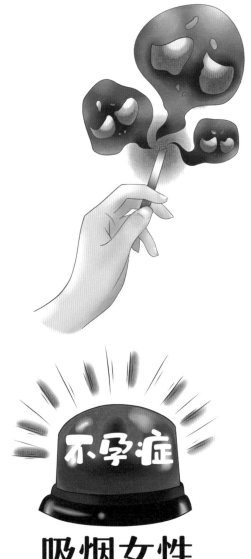

不孕症

吸烟女性

环境下不但可使卵巢质量降低，而且使原始卵泡及生长卵泡的数量减少，从而通过自噬途径丢失卵泡。烟草中的尼古丁会改变染色体中纺锤体的形成并使卵母细胞阻滞于减数分裂的第一期，从而导致染色体不分离或非整倍体胚胎的比例明显升高。

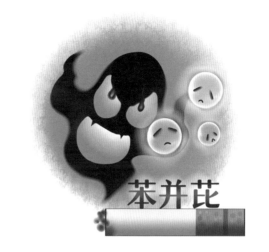

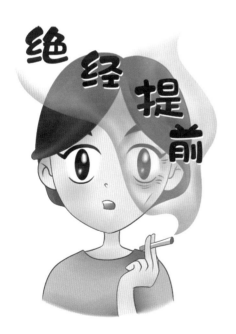

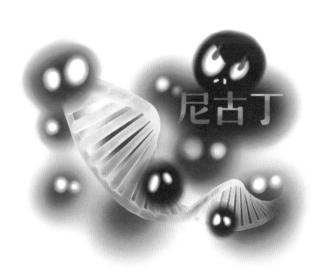

## 二、酗酒

如果把吸烟比作第一杀手，那么酗酒无疑将成为导致不孕症的第二杀手。酒精摄入与不孕症有显著关系。与不饮酒的女性相比，随着女性饮酒次数的增加，妊娠率显著下降。大量的酒精摄入也会影响胚胎的正常发育，导致妊娠期胚胎停育、流产，甚至导致胎儿畸形。

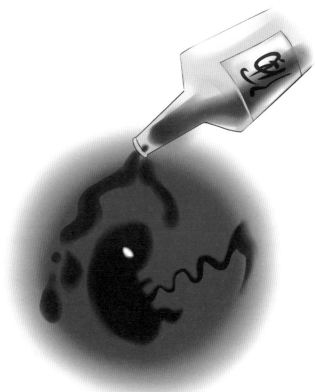

如果想拥有一个健康聪明的宝宝，夫妻双方应在备孕期间戒烟，戒酒，并和二手烟说再见！一般来说，最好在孕前至少3个月戒烟，戒酒，改变不良生活习惯，避免一切会影响孕育的因素，打好基础，以健康的生活方式迎接宝宝的到来。

（韩晶）

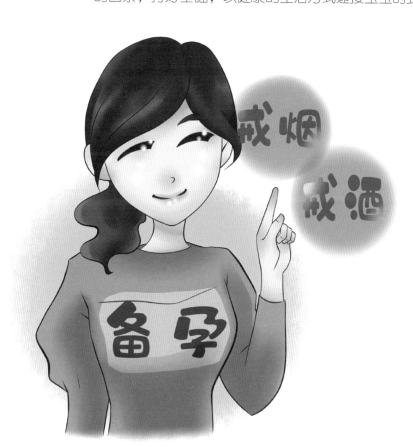

# 21

## 压垮生育力的最后一根稻草——精神压力

现代人生活节奏快，生活方式多样且复杂，工作和生活中的精神压力较大，很多人长期处于精神紧张的状态。从中医的角度来说，这样会造成肝气郁结，肝木不舒则下克脾土，最终导致带脉之气闭塞，气血通行不畅，影响女性的生殖内分泌系统。从西医角度来讲，精神压力过大可能影响自主神经系统、内分泌系统和免疫系统，从而破坏机体的稳态平衡。

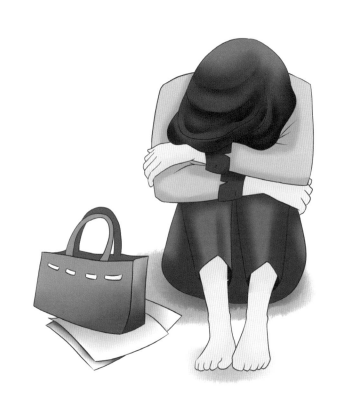

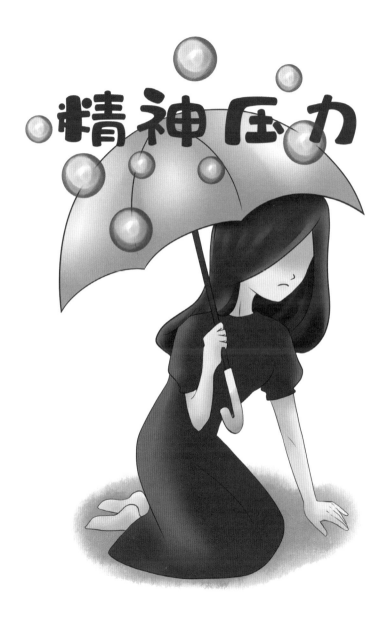

精神压力

研究显示，精神压力已经成为人类生育力下降的一个重要因素。当人们压力较大时，血液中的糖皮质激素浓度升高，而性腺功能的正常维持需要特定的糖皮质激素水平的精准调控。过多的糖皮质激素通过三种途径影响女性的生殖功能：一是作用于下丘脑和垂体，影响血液中的性激素水平；二是影响相关代谢激素和生长因子的水平；三是通过卵巢细胞上的受体影响卵巢功能。

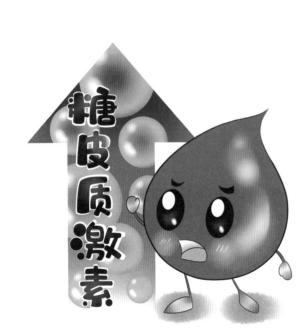

很多育龄女性长期暴露在过大的精神压力下，可能表现出月经紊乱、异常子宫出血、排卵不规律或者稀发排卵等问题，进一步导致不孕。

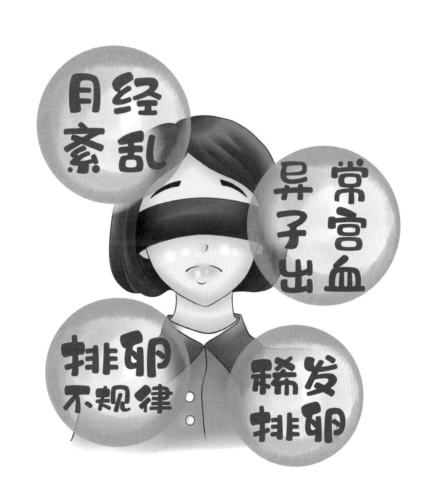

同样，过大的精神压力也可能影响男性的生育力，常表现为不育、性功能异常及明显的精液质量异常。精神压力主要通过下丘脑－垂体－肾上腺轴、交感－肾上腺系统以及促性腺激素抑制素来影响雄激素的分泌，进而影响精子的生成。

为了排解过大的压力，男性可能形成熬夜、吸烟、酗酒等不良生活习惯，进一步损害生殖功能。

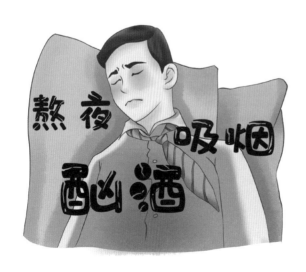

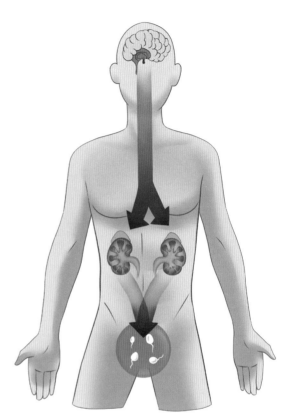

与正常人相比，不孕症患者经常面临更大的精神/心理压力。压力首先来源于自身的生育要求，渴望有自己的孩子，证明自己是一个具有正常生育能力的人；其次来源于周围的环境，身边的亲人，周围社会的同情或者鄙视以及家庭社会背景的差异；再次是源自导致不孕的疾病本身，如就诊时限的长短，诊治过程的难易程度都会对患者造成不同程度的压力，也影响患者对压力的承受能力。甚至助孕治疗失败也常与患者紧张、担心、焦虑等心理因素有关。生活中经常遇到这种情况，在一次轻松愉快的度假期间或之后会自然怀孕。或者，一对不孕夫妇领养过一个孩子，或通过辅助生殖技术获得自己的孩子之后，不再有试图怀孕的心理负担，在精神放松的情况下，反而又自然怀孕了。

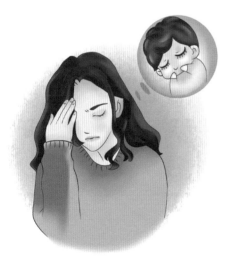

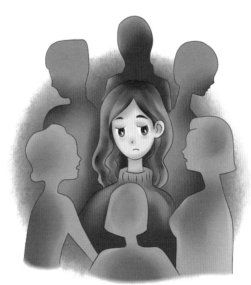

由此可见，精神压力对生育力的影响重大，甚至能成为压垮生育力的最后一根稻草。因此，一对夫妇在准备要孩子的时候，应该尽量保持积极乐观的心态，相信顺其自然就好。如果试孕不成功，应当以平和的心态面对，及时到医院查明原因，寻求正确的治疗方法。应充分信任医生，规避外界的干扰和压力。夫妻双方的相互支持尤为重要，应当相互安抚，排解不良情绪，尽量减少精神压力对生育力的影响。

（宋颖）

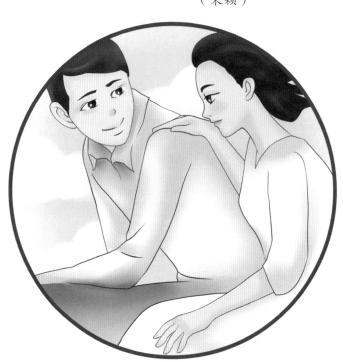

# 22

## 意想不到的伤害——影响生育力的其他因素

### 1. 营养因素

食物是人类生存所必需的重要物质及能量来源。能量的缺乏将导致卵泡发育异常、排卵异常以及黄体功能不全等问题。除了要保障摄入适当的能量以外，饮食的健康与均衡同样具有重要意义。微量营养素的摄入，主要是作为甲基化供体的叶酸和维生素$B_{12}$，对于DNA和蛋白质的修饰非常重要。$n-3$多不饱和脂肪酸和$n-6$多不饱和脂肪酸是人体所必需的营养成分，它们对机体生长、大脑发育和生殖功能有不可替代的

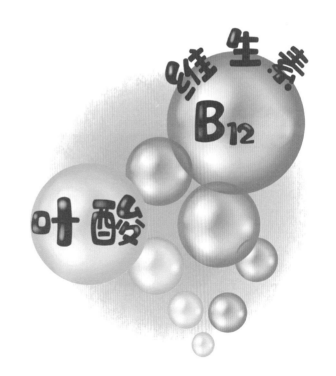

作用，而反式脂肪酸的过度摄入则可能导致胰岛素抵抗、2型糖尿病风险增加、炎症因子水平升高等一系列反应，这些反应均可损害卵巢功能。

研究显示，提高膳食中的蛋白质含量还对性激素水平起着调节作用，可通过刺激促性腺释放激素的产生来增加黄体生成素分泌量，而黄体生成素分泌量增加有助于受孕。

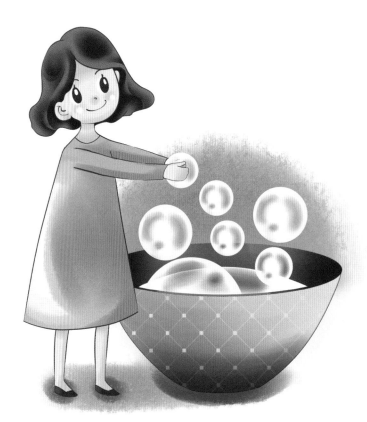

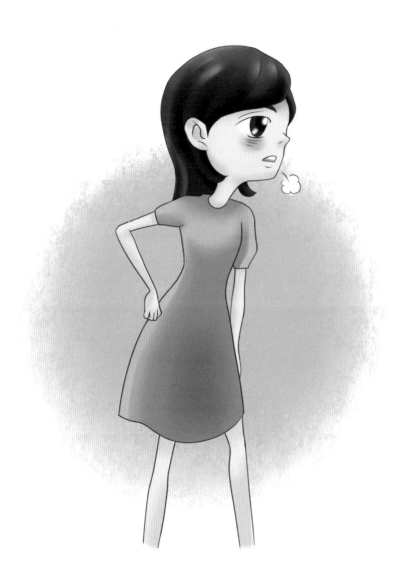

在追求以瘦为美的社会大环境下，营养不良也成为影响女性生殖健康的重要问题。研究证实，营养不良的女性月经周期往往不规律，容易出现不孕的问题。

## 2. 各种不当行为或不良生活习惯

规律的运动对健康有很多益处，但进行过量体育运动却不保证足够的能量摄入则与生殖内分泌系统异常相关，女运动员可能会出现月经初潮推迟、月经稀发甚至闭经、不孕等问题。

咖啡因作为一种神经系统兴奋剂，存在于多种食物或饮料中。咖啡因过量摄入（超过每天5杯）可能干扰输卵管及子宫肌肉的收缩，从而降低妊娠率，增加流产率。有研究显示，大量摄入咖啡能使体外受精的成功率显著下降。

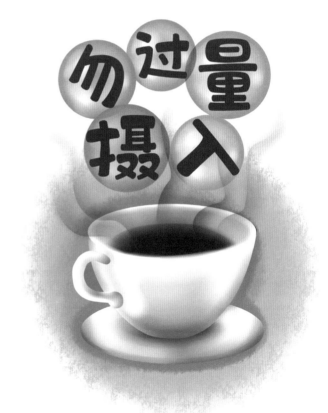

反复人工流产会增加子宫内膜损伤、子宫内膜异位症、盆腔炎症的发生率，从而影响女性生育功能。

久坐可导致男性的精子数量减少，活率降低，是导致男性生育力下降的重要生活因素。

无论是男性还是女性，睡眠时间不足，睡眠质量差，入睡时间过晚，都可通过中枢神经系统影响性激素的周期性分泌，进而影响卵母细胞及精子的发生、发育，从而导致不孕不育的发生。

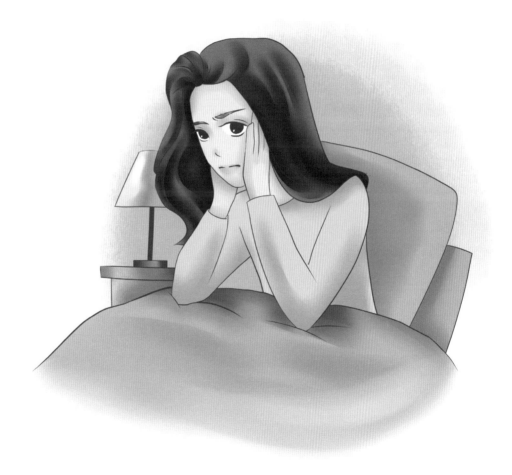

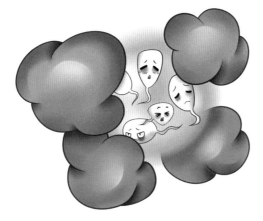

### 3. 环境污染

观察性研究发现，接触高浓度空气污染物的男性畸形精子和精子DNA损伤的比例增加，精子活力减弱。生活在空气污染严重区的女性，发生早产、胎儿死亡和自发性流产的概率显著增大。

研究证实，卵母细胞的发生、发育与外源性物质干扰密切相关。环境污染主要包括清洁剂、杀虫剂、汽车尾气、家居装修挥发物、重金属等化学污染物以及一些光、热、噪声、辐射等物理因素。这些物质和异常因素有些具有雌激素类似的结构及功能，有些可干扰调控女性排卵周期的性激素分泌，或者影响卵子生成早期的减数分裂过程，从而影响卵母细胞的生成、规律月经周期的建立等一系列过程。

环境污染物同样可作用于男性下丘脑、垂体、睾丸、精囊等多个部位，影响精子的生成及成熟，损害男性的生殖功能。

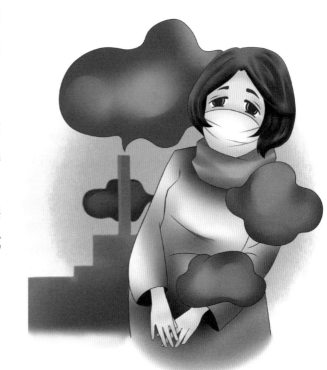

生殖内分泌系统的平衡是非常微妙的，日常生活中的许多因素都可能对其造成负面的影响，导致不孕风险增加。因此在备孕及不孕不育症的治疗过程中，应尽量避免影响生育的不良因素，改善生育状态，以获得更好的妊娠结局。

（宋颖）

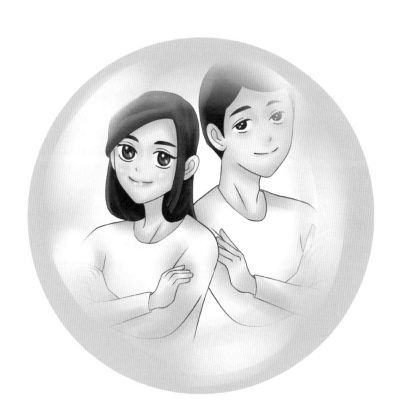

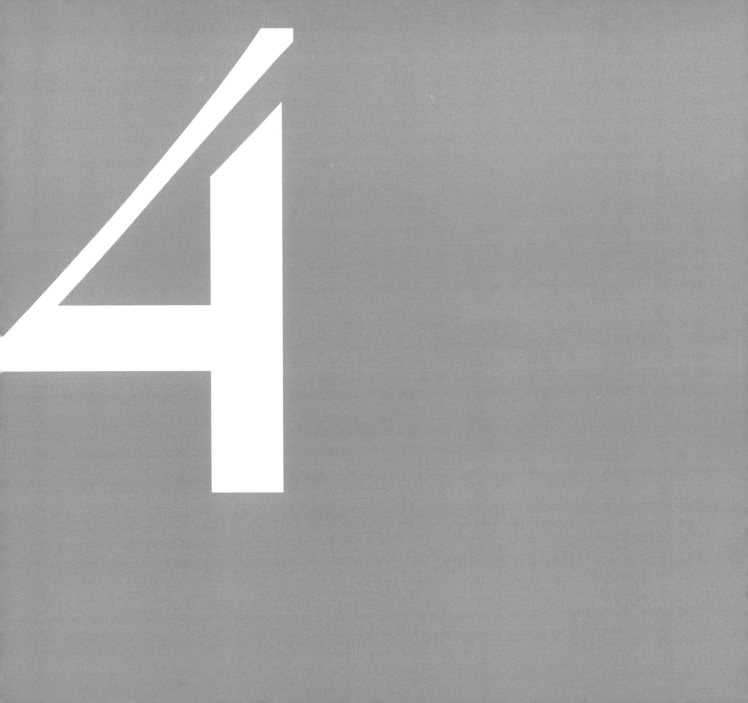

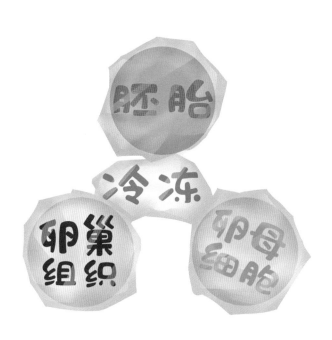

第四篇

拿什么拯救你，

我的生育力

# 23

## 你知道生育力是可以"存"起来的吗？

小女孩甜甜今年14岁了，突然出现不明原因的发热，几经诊治，最后发现患上了淋巴细胞白血病，需要进行骨髓移植治疗。但骨髓移植之后甜甜有卵巢功能衰竭的风险，这意味着即使她康复，长大之后也不能像正常女孩一样拥有自己的孩子，这让刚刚燃起希望的家庭又蒙上了一层阴影。

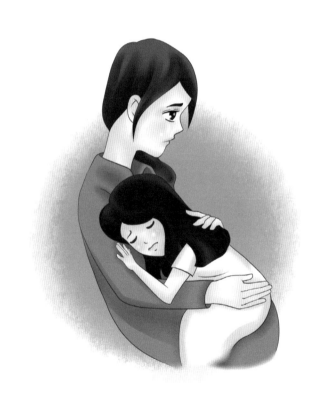

后来甜甜和她的父母在主治医师的建议下找到生殖医学医师进行了详细的咨询。生殖医学医师建议甜甜在骨髓移植前进行卵巢组织冷冻保存手术，就是通过微创手术切下1/3的卵巢组织，放入液氮冷冻，等骨髓移植治疗结束、身体康复后再将卵巢组织移植回体内，就可能恢复生育力了。

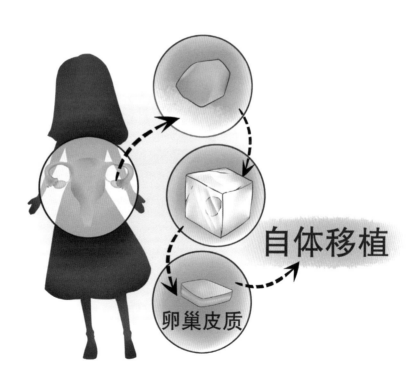

自体移植

卵巢皮质

很快，甜甜在医院的安排下先接受了这项"生育力保存"手术。术后1周继续进行骨髓移植的治疗。在骨髓移植"进仓"前，她妈妈偷偷告诉医师，作为母亲将甜甜带到人世间，她不仅希望孩子能够健康地生活，还希望她能拥有完整温馨的家庭，期盼生育力保存技术能够在将来帮她实现愿望。

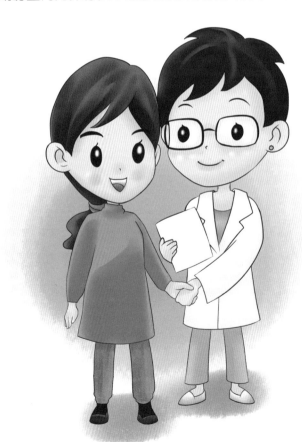

除了像甜甜这样罹患疾病的女性，现在越来越多的健康女性也开始考虑通过医疗手段把自己的生育力提前"存"起来。过去十年里，全球范围内女性生育第一胎的平均年龄相继推迟，我国女性初次生育的平均年龄从26.29岁推迟到28.18岁；日本的平均年龄是30.7岁，韩国的平均年龄更晚，是32.2岁。很多女性在最合适的生育年龄还没有遇见自己的"那个他"，所以她们采取冷冻卵子的方法把自己的生育力"存"起来，等到遇到"那个他"后，再用自己"年轻"的卵子孕育爱的结晶。2014年两大科技巨头苹果公司和Facebook公司更是宣布，将为女性员工提供冷冻卵子的费用，将其作为一项公司福利。

## 什么是"生育力保存"

生育力保存是指用手术、药物或辅助生殖技术等对存在不孕或不育风险的成人或儿童提供帮助，保护其生殖内分泌功能，并获得遗传学后代。接受放疗/化疗的患者、接受卵巢手术者、卵巢早衰高风险者、不孕不育者都可能需要保存生育力。

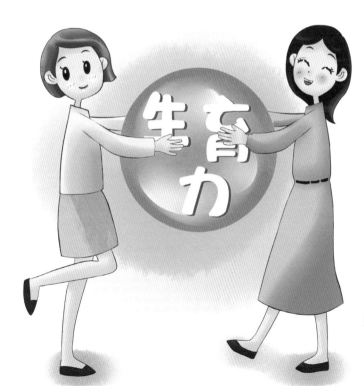

通俗地说，就像银行存款一样，在"经济充裕"时（也就是生育或生殖内分泌功能受到损害之前），通过科学的医疗手段将卵巢、卵母细胞或者胚胎进行体外冻存，让其拥有一定"生育账户余额"，以备将来的不时之需。但是，这种"存款"不光没有"利息"，在"取出"时还会"打折扣"。因此，更为广义的"生育力保存"，除了通过医学手段获得组织冻存以外，还需要自己在平时的生活中多加注意，尽量保护好自己的生育力。

（张佳佳）

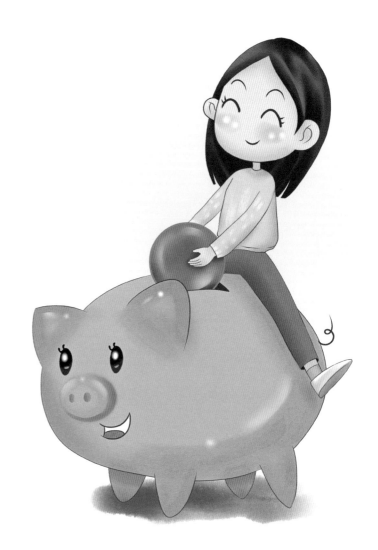

# 24

## 哪些女性适合生育力保存？

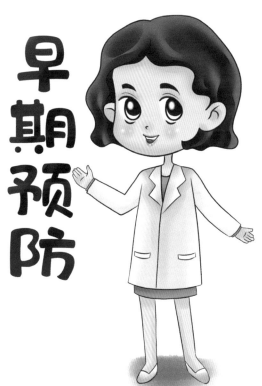

生育力保存分为很多种情况，分别适用于不同的女性。

1. 早期预防——适用所有女性

（1）强身健体，养成良好的生活、工作习惯。

（2）戒烟，戒酒，忌熬夜，放松心情。

（3）避免经常接触有毒、有害物质。

（4）避免感染性传播疾病和反复流产。

（5）选择合适的生育时机。

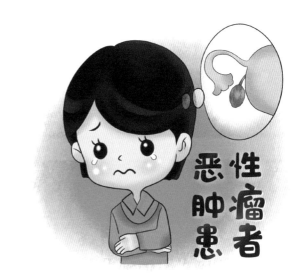

### 2. 当不幸罹患恶性肿瘤时

像前面提到的小女孩甜甜一样，很多女性（包括儿童）在肿瘤术后需要行放疗或者化疗，这些治疗可损伤卵巢功能。因此对于年轻的女性，在放、化疗前可以考虑进行生育力保存，比如冻存卵巢、卵母细胞、胚胎，这样既可以通过治疗挽救生命，同时可以保留患者生育力，恢复内分泌功能，为今后的人生带来希望。也可在治疗前使用一些药物，减小化疗药物对卵泡的损伤。

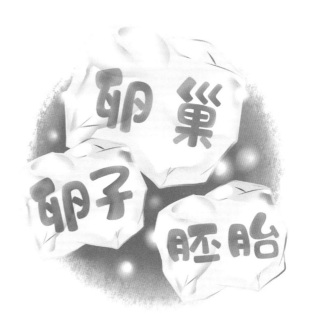

### 3. 当因盆腔良性肿瘤需要手术时

也有一些女性因为各种疾病需要进行盆腔的手术，而手术有时会破坏卵巢的正常组织，因此在术中医师会尽可能多地保留正常的卵巢组织，以保护女性的生育力。

### 4. 健康的适龄女性

女性的生育力在30岁后开始下降，在35岁后下降更为明显，主要原因是年龄增长后，卵母细胞质量下降。但是如果一直没有遇到人生中的白马王子该怎么办呢？这时候，就可以在适当的年龄冻存卵母细胞。先进行24周促排卵治疗，获得多个"年富力强"的成熟卵母细胞进行冷冻，等到"他"出现时，再解冻，与精子结合后发育成胚胎，移植回子宫。很多新闻中都曾提到这种"卵母细胞冻存"的方法，特别是在一些女明星进行了尝试之后，引起过热议。

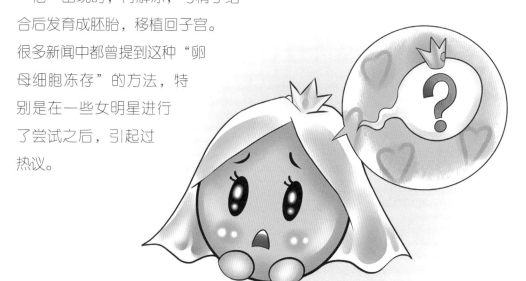

生育力保存真的能让"生育"万无一失吗？事实上，无论哪一种生育力保存的方法，包括前面提到的"卵巢冻存""卵母细胞冻存"在内，都只是"理想很丰满，现实很骨感"的科学操作。这些技术理论上存在成功的可能性，也的确有成功的案例，但在实际操作中还存在诸多风险，成功的比例远远低于人们的期许。比如前面提到的"卵母细胞冻存"，除了促排卵、取卵可能出现的副作用之外，卵母细胞在冻存、解冻时本身也会有一定损伤，卵母细胞解冻后并不能全部与精子相结合；在复苏的过程中，只有部分卵母细胞能够存活下来，存活的卵母细胞也只有一部分能成功与精子结合，形成受精卵，并发育成胚胎；胚胎移植入子宫腔后，还需经历重重考验，只有部分成功"着床"的胚胎，在整个孕期顺利生长发育，才能最终成为一个健康的宝宝。

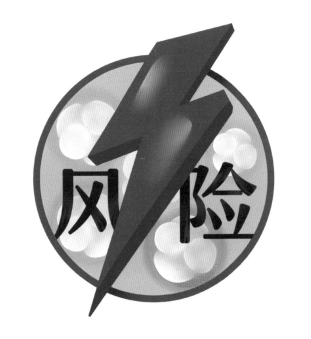

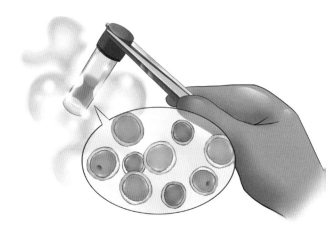

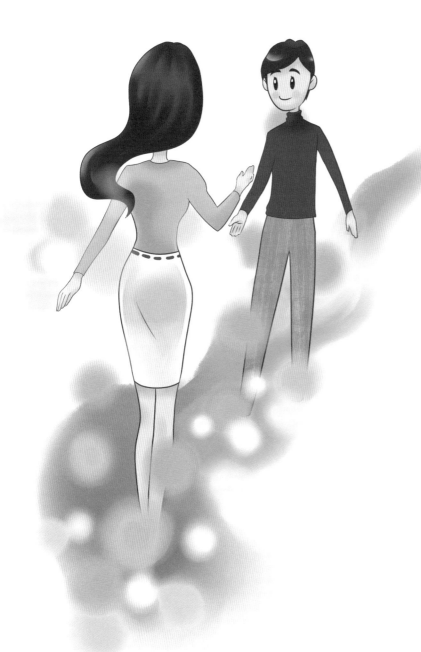

因此，生育力保存是一种保护女性生殖内分泌功能，并帮助获得后代的方法。当在人生旅途中遇到疾病等意外时，我们可以运用科学技术进行适当补救，不至于之后过于遗憾。但是，生育力保存也不是万全之策。最好在适当的年龄做适当的事情，提前规划好自己的多彩人生。

（张佳佳）

# 25

## 生育力保存的"三大法宝"

前文已介绍了女性生育力保存的概念和适用人群。那么，生育力保存的具体方法有哪些呢？辅助生殖技术发展到今天，主要有三种方法/技术，即胚胎冷冻保存技术、卵母细胞冷冻保存技术和卵巢组织冷冻保存技术。下面分别介绍这三种技术的特点。

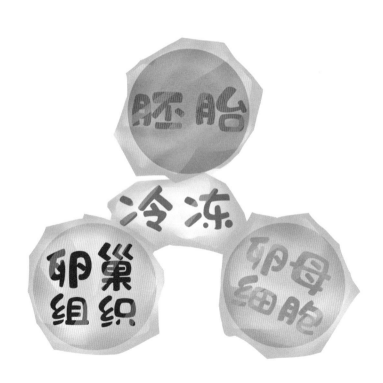

## 一、胚胎冷冻保存技术

自1983年首例冷冻胚胎移植后成功妊娠以来，人类对胚胎冷冻技术的应用越来越炉火纯青。具体步骤是将女性的卵母细胞取到体外培养一段时间后，与精子进行体外受精，形成受精卵，发育成胚胎，继续培养，取第三天的胚胎或者第五天的囊胚，放于显微镜下观察胚胎或囊胚形态，后将其冷冻，通过快速冷冻、慢速冷冻、玻璃化冷冻等方法，逐步降低温度，最后储存于-196℃的液氮中，这个温度下细胞处于静止状态。需要移植的时候，则进行胚胎复苏，放于女性子宫中。

**第五天**

**第三天**

目前胚胎冻存技术是辅助生育技术中应用最广泛、成熟和稳定的技术，妊娠成功率高。如果选择胚胎冷冻技术进行生育力保存，患者必须是已婚女性，有合法的结婚证方可以进行。

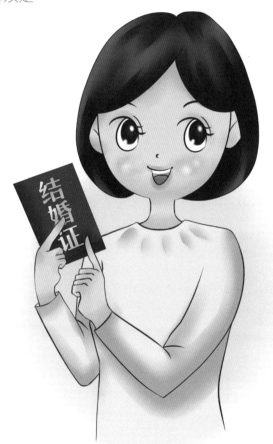

## 二、卵母细胞冷冻保存技术

该技术同样需要将卵母细胞取出，进行体外培养。卵母细胞冻存分为成熟卵母细胞冻存和未成熟卵母细胞冻存两种类型。

### 1. 成熟卵母细胞冻存

多数要经过一段时间的药物治疗，促进卵母细胞发育长大和成熟，取到体外的卵母细胞已经是成熟卵母细胞，可冻存于液氮中使其处于细胞发育静止状态。冻存方法一直在逐步改进，各种方法中玻璃化冻存对卵母细胞损伤相对较小。复苏后可进行体外受精，发育成胚胎或囊胚后进行移植。

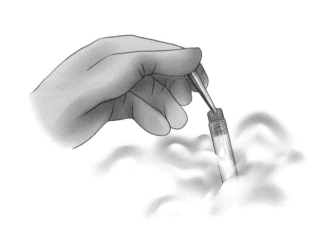

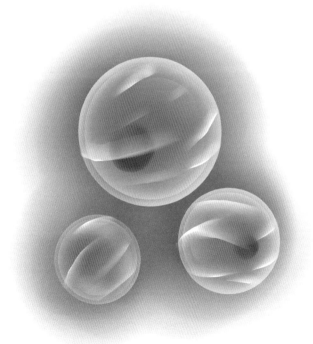

### 2. 未成熟卵母细胞冻存

当罹患疾病不能进行药物促排卵或者时间紧迫无法进行促排卵时，可将女性患者的窦卵泡中的未成熟卵母细胞取到体外，直接将未成熟卵母细胞进行冻存。未成熟卵母细胞冻存与体外培养变成成熟卵母细胞再进行冻存相比，后者损伤小，复苏成功率高。总体上，成熟卵母细胞的冻存成功率高于未成熟卵母细胞，但是两者均低于胚胎冷冻技术的成功率。

进行卵母细胞冻存不需要患者有结婚证，单身女性也可进行。患者越年轻，成功率越高。随着年龄增长，卵母细胞抗冻存能力直线下降，冻存成功率也明显降低。

## 三、卵巢组织冷冻保存技术

进行卵巢组织冻存的多数为肿瘤患者，放疗或者化疗后卵巢功能受损，救治时间紧迫，而卵巢组织冷冻不需要药物促排卵。卵母细胞主要存在于卵巢皮质中，多数患者通过腹腔镜手术切除一部分卵巢皮质，实验室人员将其冻存于液氮中。等待时机成熟，可以将卵巢皮质重新移植回患者体内，放于原来卵巢位置的附近或者身体其他地方（如前臂、腹壁等），以恢复患者的内分泌功能或者排卵受孕功能。

目前国内能进行此项技术的生殖医学中心较少，多数仍处于实验阶段，但是随着科研水平提高，该技术会日益成熟。

以上就是生育力保存的三大主要技术，对于生育力保存的这"三大法宝"，后面还将逐一详细讲述。

（刘娜娜）

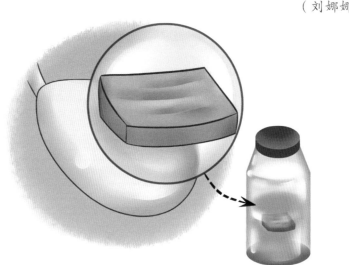

# 26

## 谈谈胚胎冻存

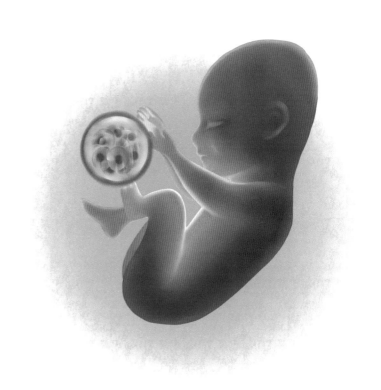

　　就像吃不完的饭可以放冰箱保存一样，用不完的胚胎也可以进行冻存。前文已经讲过，自1983年冷冻保存的人类胚胎首次解冻后成功妊娠，目前胚胎的冷冻与复苏技术已在世界范围内广泛使用。

## 一、胚胎冻存的原理与难点

胚胎的冷冻，远比将饭菜放入冰箱复杂。世上没有一条鱼能在冰箱冻存1年后，还能重回池塘继续长大。而胚胎冷冻技术则能将早期胚胎采用特殊的保护剂和降温措施进行冷冻，使其在−196 ℃的液氮中代谢停止，或者使其代谢减弱到足够小的程度，但又不失去升温后恢复代谢的能力，从而能长时间保存胚胎。这似乎是一种能让时间静止的魔法。

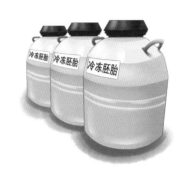

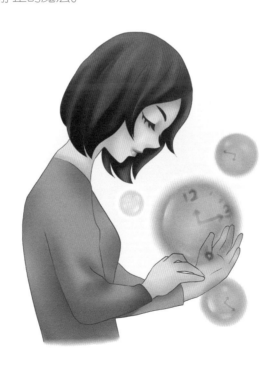

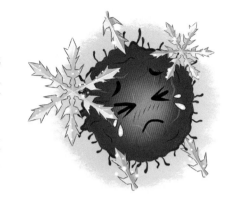

但你也许会担忧，在−196 ℃的超低温条件下，人毫无疑问会被冻死，胚胎细胞就不会死亡吗？确实，胚胎冷冻过程存在某些致命的风险。胚胎细胞内水分含量达80%以上，在低温下易形成冰晶，细胞内冰晶过大、过多会对细胞产生致命的机械性损伤。那是否将细胞脱水冻存，就解决问题了呢？如果细胞过度脱水，细胞内部电解质等物质浓度增大，可使胚胎细胞的蛋白质变性，也会对胚胎产生不可逆的损害。虽然难度高，但经过科学家们的不懈努力，通过采用特殊的抗冻保护剂与冷冻溶液，将细胞适度脱水，并调控降温速度，目前形成了比较成熟的能应用于临床的胚胎冷冻方法。

## 二、胚胎冻存的方法

程序化冷冻技术是早期的经典方法，即通过选择合适的冷冻保护剂，慢速降温，快速复苏，可成功进行胚胎细胞的冻存与复苏。

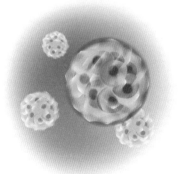

玻璃化冷冻是自1985年发展起来的一种快速冷冻胚胎的方法。玻璃化是液态物质在较高的降温速率下，由液相越过结晶步骤直接转变成为一种玻璃化的固体状态的过程。这种无结构的玻璃化固体，不会对细胞结构造成过度损伤。1998年首次报道了通过玻璃化冷冻保存的人类胚胎获得成功分娩。目前玻璃化冷冻技术已被广泛采用，胚胎复苏率可达到90％以上。

## 三、胚胎冻存安全吗？

目前高质量的研究显示，胚胎冷冻保存对解冻移植后的妊娠率以及子代出生缺陷没有显著影响。但冷冻胚胎的远期安全性还需要更长时间的医学观察。

## 四、胚胎可以无限期冻存吗？

据目前临床文献报道，胚胎冷冻保存在6年内，对胚胎复苏后存活率、着床率、妊娠率、活产率以及子代出生缺陷率无明显影响。目前尚无足够证据证实胚胎冷冻保存超过6年对冻融胚胎移植安全性有影响。2018年中华医学会生殖医学分会专家共识中推荐胚胎冷冻保存不超过10年。虽然爱的期限可以是一万年，但爱的能力是有限的，如条件合适，不建议无限期冻存"爱的结晶"。

（邓凤）

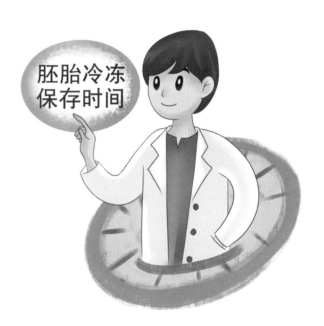

胚胎冷冻保存时间

# 27

## 谈谈卵母细胞冻存

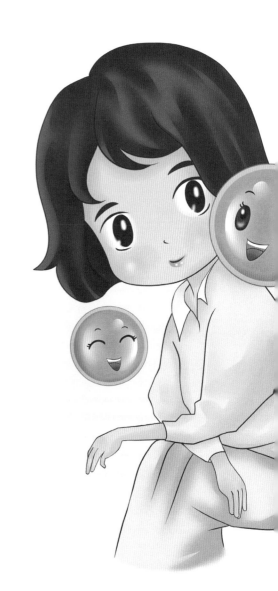

　　近年来，卵母细胞冷冻保存（简称冻卵）技术逐步发展成熟，复苏率逐渐提高。但不是所有人群都适合冻存卵母细胞，冻卵技术也有其适合的人群。

　　1. 目前冻卵技术应用最多的人群是进行辅助生殖技术助孕的患者，也就是大家俗称的做试管婴儿的患者。一部分患者通过促排卵取卵后，如果丈夫取精失败，不能形成胚胎，则可以冻存卵母细胞，之后再择期取精，形成胚胎。或者患者取卵数多，除了形成胚胎之外，可以冻存富余的卵母细胞，捐给需要供卵的女性（如卵巢早衰等患者）使用。冻存卵母细胞已逐渐成为辅助生殖技术中一种简单易行的方法。

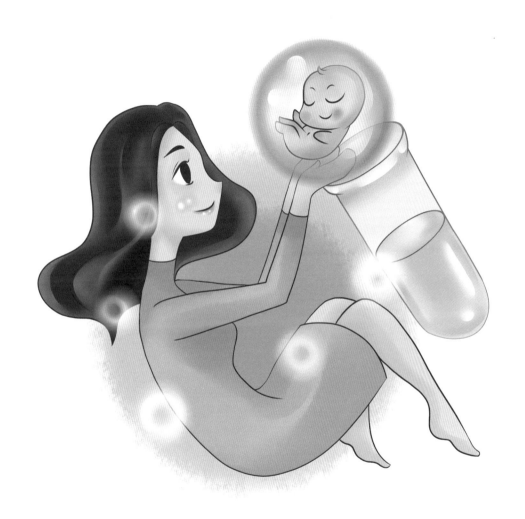

2. 部分国家和民族进行试管婴儿助孕的时候，因法律或者宗教信仰，冻存胚胎引发伦理或者法律问题，那么取卵数多的女性，可以冻存卵母细胞，提高妊娠成功率，也不至于使过多的卵母细胞被浪费。

卵母细胞冻存技术在不断改进、提高。冻存方法、冻存液体等的改进可以提高卵母细胞复苏率，提高妊娠成功率，从而减少取卵次数。

3. 因罹患肿瘤需要手术或者接受放疗、化疗的患者，有可能丧失卵巢功能，那么在治疗前，可以进行卵母细胞冻存，以保存生育力，等将来有机会再进行受孕，争取生育机会。患遗传性疾病需要切除卵巢的患者，也可以冻存卵母细胞。部分国家还将卵母细胞冻存用于有

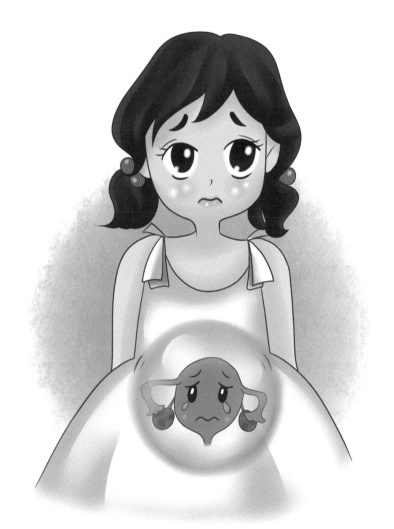

卵巢早衰风险的女童患者，如特纳综合征、颗粒细胞肿瘤、淋巴细胞白血病患者等。这些仍需要进一步的研究及临床经验以证明其可行性。

4. 随着社会发展，经济进步，女性的结婚年龄逐渐延迟。而生育能力随着年龄增长逐渐下降。目前在国外，推迟生育的女性（社会性因素）可以通过冻存卵母细胞进行生育力保存。但在国内，目前尚不允许开展社会性因素相关的冻存卵母细胞业务。

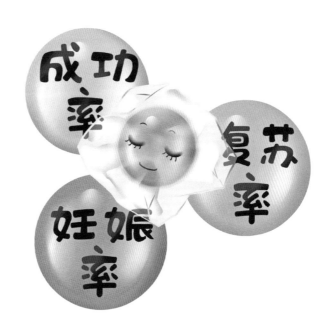

越来越多的数据证明，卵母细胞冻存的成功率、复苏率以及妊娠率都和年龄、卵巢功能密切相关。越年轻，冻存的卵母细胞将来使用的效率越高，年龄越大，冻存成功的可能性越小，例如40岁女性再进行卵母细胞冻存，效果会大打折扣。高龄女性冻存卵母细胞不但费用高，而且成功率低。所以，计划晚婚晚育的女性，越早进行卵母细胞冻存越好。

总而言之，卵母细胞冻存技术应用越来越广泛，具体方法也在逐步改进。若女性朋友们想要进行卵母细胞冻存，需要到专业的生殖医学科咨询后确定。

（刘娜娜）

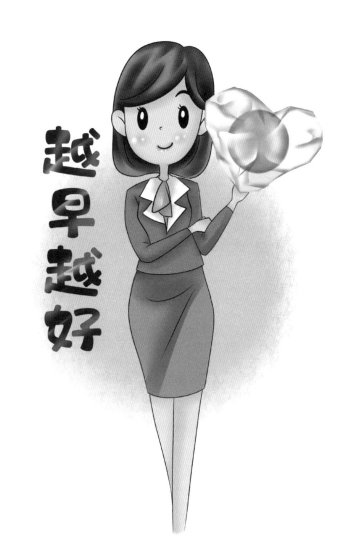

越早越好

# 28

## 谈谈卵巢组织冻存

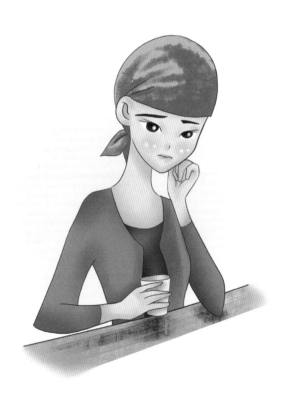

由于职业发展和社会压力的原因，女性的生育年龄逐渐推迟。而另一方面，癌症发病率逐渐增加，并且发病呈现年轻化趋势。据统计，育龄女性肿瘤发生率约为7%。美国每年有60万女性被确诊为癌症，10%患者年龄在40岁以下，12%的乳腺癌患者年龄在35岁以下。随着放化疗方案的改进，以及癌症早期诊断率的提高，癌症患者的生存率明显提高，很多肿瘤可以达到治愈。对于很多女性肿瘤患者而言，她们尚未生育。有效的放化疗在挽救生命的同时，也造成性腺的损伤。生育是人类繁衍的唯一源泉，也是婚姻和家庭的重要功能之一。女性肿瘤患者也希望能够和健康人一样拥有自己的后代，尽享天伦之乐。

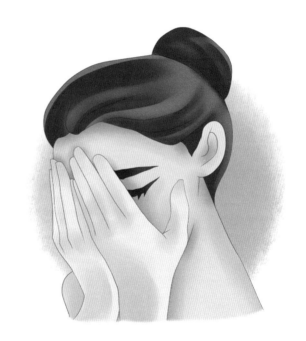

前文已述，随着辅助生殖技术的发展，目前已有多种方法保护卵巢。许多患者在癌症治愈后利用提前保存的胚胎、卵母细胞或者卵巢组织生育了健康的宝宝。下面主要介绍卵巢组织冻存技术。

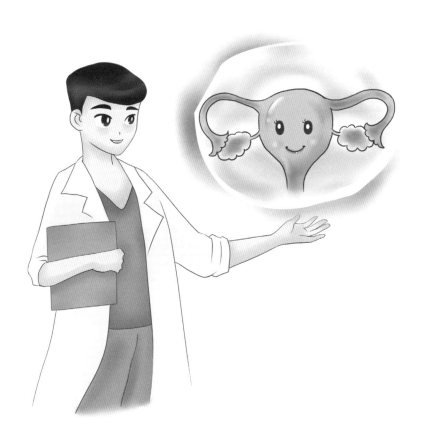

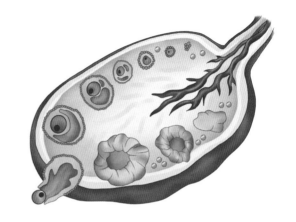

卵巢是雌性动物的重要生殖器官，是一种天然的卵泡库。卵巢包括皮质和髓质，其中皮质有大量的窦前卵泡。卵巢组织冻存技术使用的主要是皮质。该技术顾名思义，就是把部分或者将带血管蒂的完整卵巢组织切下来，然后从切除的卵巢组织中分离富含卵母细胞的卵巢皮质片进行冷冻保存，这些皮质片可用于培养卵泡或者待疾病稳定后再移植回体内。

卵巢组织冻存技术在国外已有近20年的历史，技术及程序等各方面已经比较完善，也取得了令人瞩目的成果。国外、国内皆已报道多例癌症患者通过该技术获得分娩。除了保存生育力，移植的冷冻卵巢组织一般能够存活2~5年，这段时间内患者还可以恢复生殖内分泌功

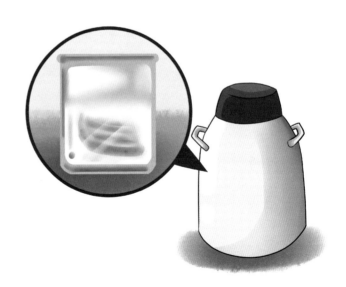

能，提高生活质量。

卵巢组织冻存作为一种新的、极具开发潜能的生育力保存技术，不需要推迟肿瘤患者治疗时间，不需要卵巢刺激，可在月经周期的任何一天进行，且不受有无配偶的限制。该技术适用于因疾病而损伤卵巢功能的年轻患者，放疗、化疗无法延迟的患者以及激素敏感性肿瘤患者。

卵巢组织冷冻移植的最大安全问题是肿瘤的再发生，尤其对于血液系统恶性肿瘤患者。因此该技术不适用于容易发生卵巢转移或者已经有卵巢转移的肿瘤患者。

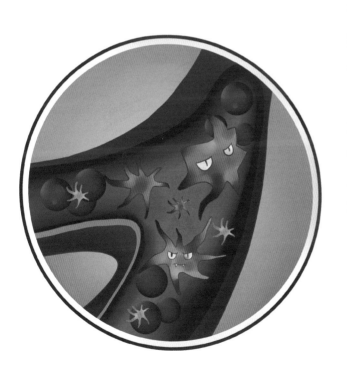

我们相信，随着冷冻技术的改进，卵巢组织冷冻及移植技术作为生殖医学的一个重要研究领域，未来将为更多具有生育力保存需求的女性提供希望，帮助癌症患者实现当妈妈的愿望。

（张春梅）

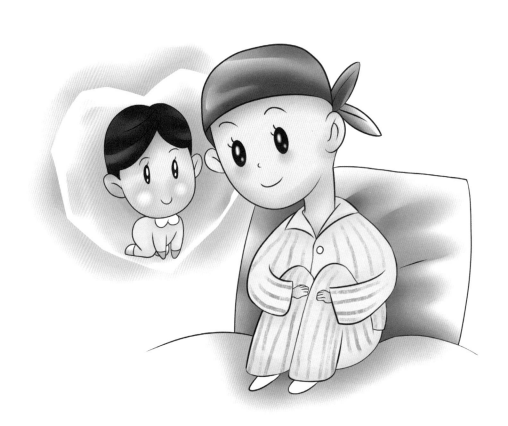

# 29

## 冻起来的卵巢"怎么用"
### ——卵巢组织移植

在原发病缓解或治愈后（一般放化疗结束后至少3~6个月），为恢复患者的生育力或者内分泌功能，被冻存的卵巢组织会被重新移植回患者体内。根据卵巢组织移植的部位，一般分为原位移植（盆腔内、卵巢髓质或特制的腹膜窗内）和异位移植（腹壁、前臂、腹直肌等）。

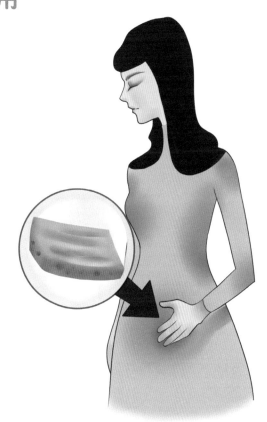

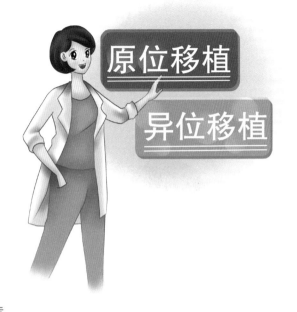

原位移植　异位移植

原位移植的优点在于解剖位置上邻近输卵管，比较适合卵母细胞的发育，可以恢复正常的生殖功能，更有利于自然妊娠；但可移植的卵巢皮质片数量受卵巢大小的限制，且原位移植手术为侵入性操作，需行腹腔镜或腹部外科手术，术后容易形成粘连，影响卵泡观察、取卵及妊娠。

卵巢组织异位移植部位的选择对于移植的卵巢组织能否存活起重要作用。移植部位不仅要有充足的血供以保证移植物的存活及功能维持，而且还要便于监测卵泡发育及取卵。异位移植避免了侵入性操作，便于多次移植，在严重盆腔粘连不适合原位移植时仍可行，易于获取卵母细胞，多次移植的成本较低，所以在移植目的仅为恢复卵巢功能而非妊娠的患者中，异位移植常更受欢迎。异位移植有助于严密监测移植组织中恶性肿瘤的复发情况。异位移植为卵泡发育提供的环境和条件相对较差，因此卵泡质量相对较低，需要辅助生殖助孕技术才可妊娠，目前尚无

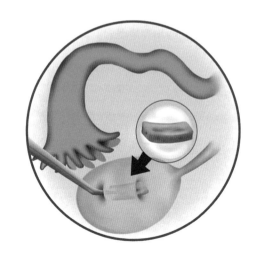

成功助孕的案例。

　　总之，临床上医生会根据患者的具体情况确定并实施个体化的卵巢组织移植方案，使其获益最优化。

（杜晓果）

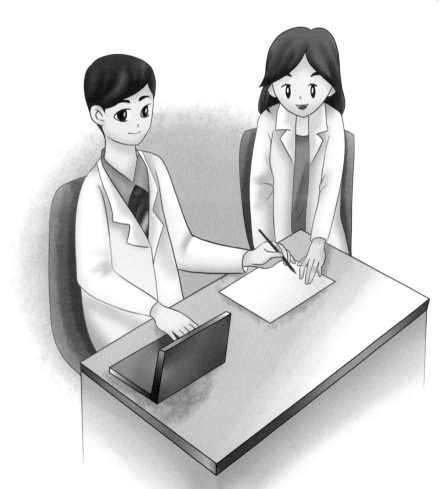

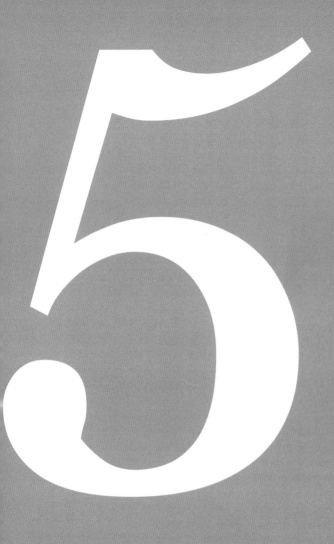

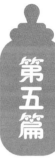

第五篇

生育力保存安全可靠吗

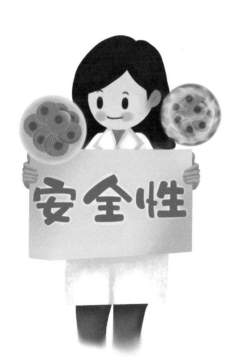

安全性

# 30

## 饭要吃新做的，胚胎移植也是鲜的好吗？

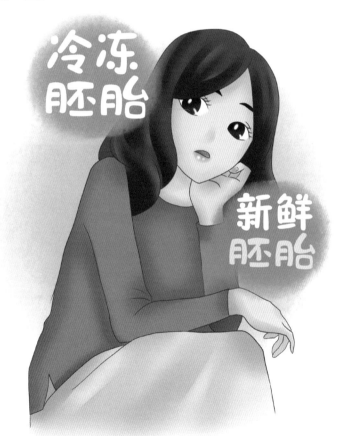

"医生，我虽然取了25个卵，但是没有什么不舒服，你就让我现在移植吧！饭都要吃新做的，胚胎肯定也是鲜的好，我要移鲜胚，不想移冻胚！"

作为医生，我经常遇到患者提出类似的要求，下面就来分析比较一下新鲜胚胎移植和冷冻胚胎移植。

## 一、妊娠率、活产率和流产率

有高质量的研究（meta分析）比较全胚冷冻后解冻移植（简称冻胚移植）和新鲜胚胎移植（简称鲜胚移植）的临床结局，发现两者间临床妊娠率、持续妊娠率及活产率均无显著差异，冻胚移植组流产率低于鲜胚移植组。我们再比较一下不同疾病类型的人群中，冻胚移植与鲜胚移植的临床结局。在多囊卵巢综合征人群中，冻胚移植组活产率高于鲜胚移植组，流产率低于鲜胚移植组。正常排卵人群中，冻胚移植组与鲜胚移植组种植率、临床妊娠率、流产率均无显著差异。高龄患者全胚冷冻后冻胚移植组与鲜胚移植

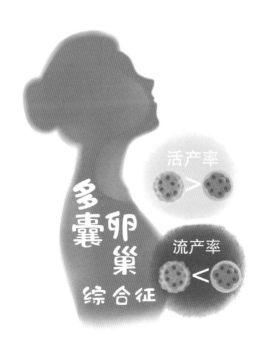

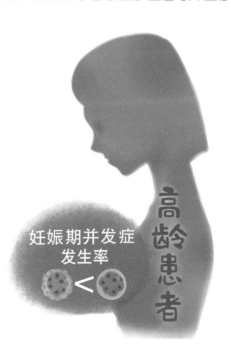

组相比，临床妊娠率和活产率无显著差异，但妊娠期并发症发生率降低。

鲜胚移植过程中，控制性卵巢刺激会影响机体的激素分泌。患者体内超促排卵时的高雌激素微环境，可能导致子宫内膜成熟度提前，影响子宫内膜容受性，影响胎盘形成等。冻胚移植周期有效减少了大量促性腺激素的刺激，可以有效减少其对子宫内膜容受性的影响。

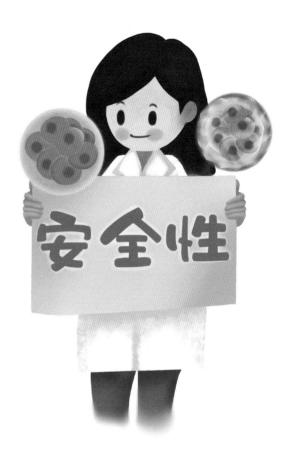

## 二、安全性

饭放冰箱仍然可能变质，胚胎冻存后会不会影响孩子的发育呢？母代和子代的健康一直备受关注与重视。冻胚移植与鲜胚移植对于母婴结局的影响因素存在差异：鲜胚移植对于母婴结局的影响主要与促排卵及高促性腺激素水平相关，而冻胚移植对母婴结局的影响则可能与胚胎冷冻及复苏状态相关。

### 1. 对母体的影响

卵巢过度刺激综合征（OHSS）是试管婴儿的严重并发症之一，冻胚移植较鲜胚移植能显著降低OHSS的发病率，对于存在多囊卵巢综合征等OHSS高危因素的患者，建议行冻胚移植。冻胚移植是否增加妊娠期高血压、妊娠期糖尿病、产前及产后出血等妊娠并发症的风险尚无定论。

## 2. 对子代的影响

大型研究发现，冻胚移植组低出生体重、早产、早早产、小于胎龄儿的发生率明显低于鲜胚移植组，而过期妊娠、大于胎龄儿、巨大儿、围生期死亡的发生率高于鲜胚移植组。两组子代体重存在差异，部分研究者认为这可能与冻胚移植后胚胎的表观遗传学改变及鲜胚移植时母体高雌激素血症有关。

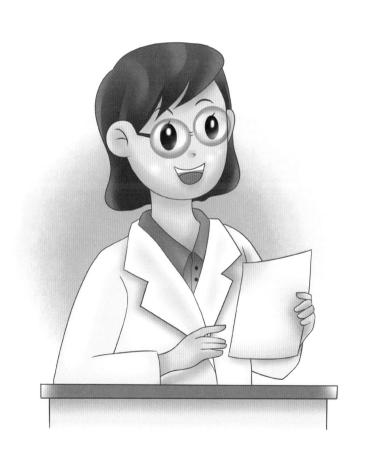

由此可见，虽然饭是新做的好，但胚胎移植是鲜胚移植好还是冻胚移植好并不能简单地一概而论，应相信医生会为你选择适合你的移植方式。

（邓凤）

# 31

## 胚胎质量总不好怎么办?

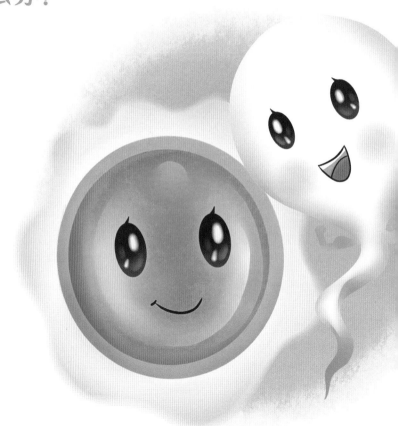

胚胎质量是影响试管婴儿技术助孕成功率的重要因素之一,胚胎质量越好,试管婴儿技术助孕成功率相对越高。作为生殖医学医师,我们在临床上经常会被患者问道,"大夫,我的胚胎质量总不好,怎么办?"目前实验室所提供的培养条件足以使好的卵子和精子成为优质胚胎,因此卵子和精子的质量就成为影响胚胎质量的关键因素。

## 一、影响卵子质量的因素

1. 年龄因素是导致卵子和胚胎质量下降的主要原因。25~30岁是生育的黄金年龄，30岁以后卵巢功能开始下降，卵子数量减少，质量变差。随着女性年龄增长，卵子减数分裂时染色体不分离的概率增加，导致胚胎的非整倍体率增加。因此，最好顺应自然规律，在生育最佳期完成结婚生子大事。若已错过最佳生育时机，可尽早积极助孕。如果等到卵子基本都没有了再求医，那真是"巧妇难为无米之炊"了。

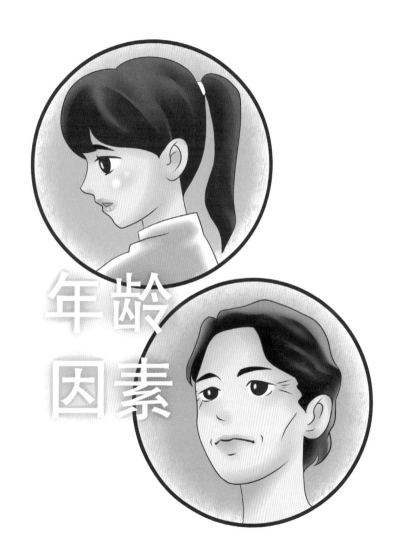

年龄因素

2．肥胖患者体内高氧化应激的状态会对卵母细胞质量造成不良影响，进而导致胚胎质量不佳，因此应通过合理控制饮食以及加强锻炼，积极控制体重，使其保持在正常范围内。

3．高质量的卵母细胞始于控制性超促排卵的同步化。控制性超促排卵是一个超生理卵泡募集、发育、排卵的过程。临床实践中，尽量减少干扰卵泡发育的各种因素，可以获得同步发育的卵泡，提高卵母细胞质量与胚胎质量。因此，在进行试管婴儿助孕的过程中，应积极配合医生，选择合适的促排卵方案。

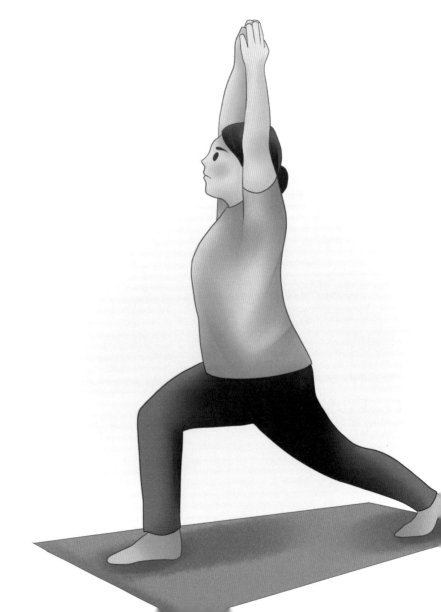

4. 代谢综合征是一组包含多种内分泌代谢紊乱的综合征，包括高血压、肥胖、血脂异常、胰岛素抵抗、慢性炎症状态和肾功能损伤，符合上述3项或更多项改变者即可诊断。代谢综合征对卵母细胞成熟率、排卵率和妊娠结局均有不利影响，因此，合并有代谢综合征的患者应待病情控制后再行助孕。

5. 心态对于女性的卵母细胞质量有很大影响。在尝试通过试管婴儿技术助孕的过程中，要尽量调整心态，让自己放松下来。家人也要注意帮助患者调适心理，不要给其太大的压力。

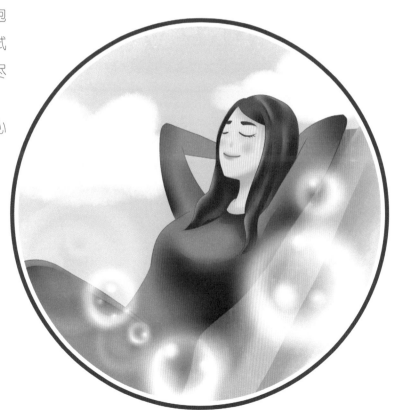

## 二、影响精子质量的因素

　　1. 男性肥胖症患者脂肪大量沉积，阴囊生精温度提升，最终抑制精子的产生，造成精液量减少。此外，肥胖症可引起机体激素水平的变化，从而影响精子活率、正常精子形态率。

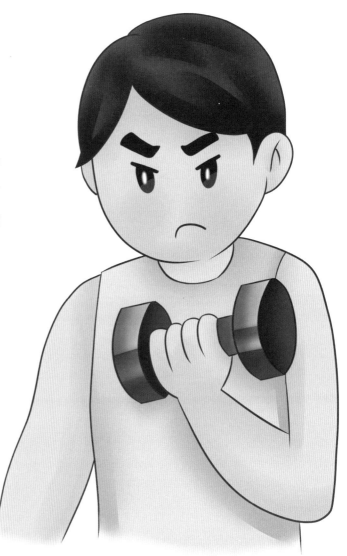

2. 不良生活习惯，包括吸烟、酗酒、熬夜等，可严重影响男性患者的精子数量和精子质量，造成男性不育。

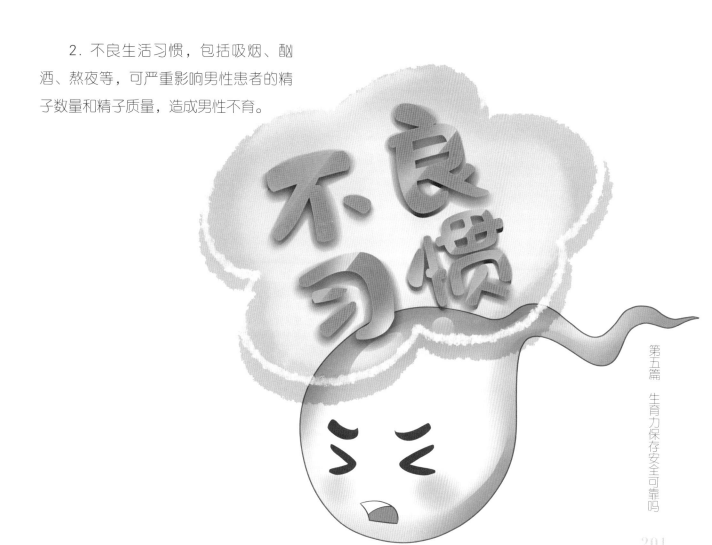

3. 特殊的工作环境如高温作业，长期的电离辐射暴露及接触挥发性化学物质等会对精子质量产生不利的影响。

4. 泌尿生殖系统炎症会影响精液pH、精子浓度、精子活率、正常精子形态率，应积极治疗。

优质的卵母细胞和精子是获得优质胚胎的前提，因此夫妻双方应把握最佳的生育年龄，从生活中的细节入手，改掉不良生活习惯，调整好心态，积极治疗原发病，养护好自己的卵母细胞和精子，为改善胚胎质量、最终顺利妊娠打好基础。

（张红霞）

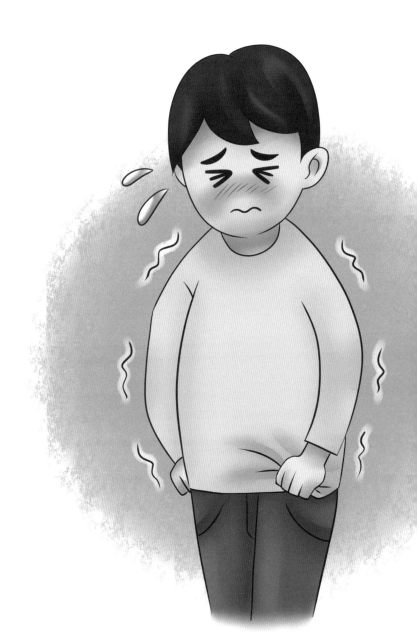

# 32

## 冻卵的安全与伦理

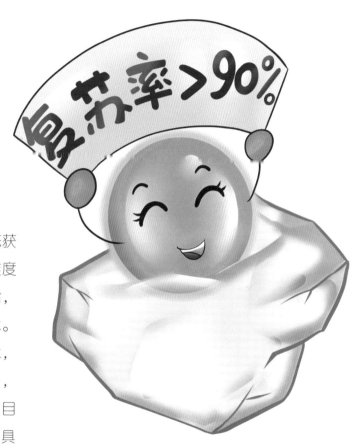

　　1986年，全球首例卵母细胞冷冻获得成功。但此后由于卵母细胞复苏难度大，这一技术一度沉寂。2000年之后，少数国家开始发展卵母细胞冷冻技术。2010年前后新出现的玻璃化冷冻技术，能够更好地实现对卵母细胞的保护，使卵母细胞冷冻技术得以普及应用。目前，冷冻卵母细胞复苏率超过90％，具有较好的安全性和有效性。

尽管新技术能够较好地保护卵母细胞，但卵母细胞冷冻保存（简称冻卵）并非万无一失。在冻卵技术实施过程中，首先要使用促排卵药物，一般可获得10~12个卵母细胞，其中可以使用的成熟卵母细胞约占70%。此外，卵母细胞冷冻之后的复苏、受精、形成胚胎、移植等每一个环节都有风险。虽然冻卵技术可以为女性生育提供一份"保险"，但女性生育年龄不宜过分推迟，高龄女性冷冻卵母细胞的复苏率明显低于年轻女性，35岁以后冻卵，试管婴儿技术助孕成功率为30%~40%。

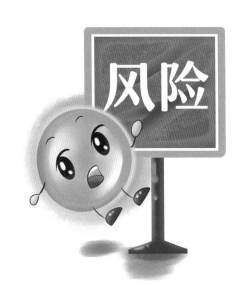

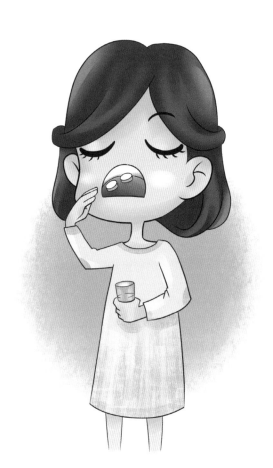

冻卵技术的应用为女性选择推迟生育提供了一种可能性。但这种选择只能是不得已而为之，不应该作为常规手段，更不能作为因个人职业发展而推迟生育的"生育保险"。选择人工辅助生殖技术，只能是在无法自然孕育时没有办法的办法。

## 冻卵技术的伦理问题

我国相关规定禁止为单身妇女实施辅助生殖技术。从伦理学的视角看，主要是出于保护后代的考虑。孩子的出生是被选择的，女性有选择冻卵、未婚生育的权利，但这是否符合孩子的最佳利益？孩子是否愿意出生在这样的家庭？当孩子的利益和选择

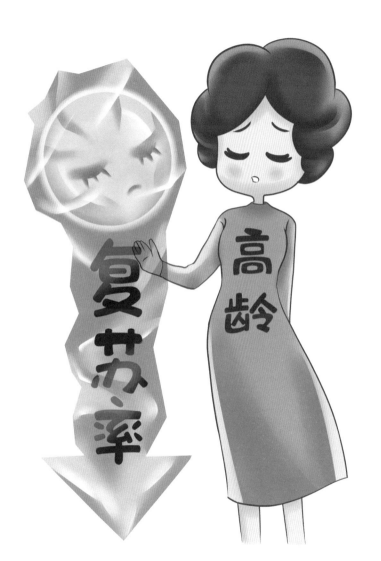

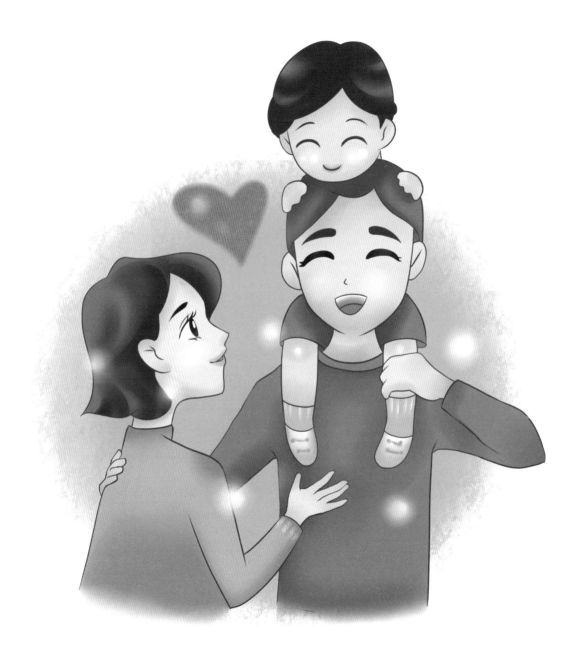

辅助生殖的女性个人意愿可能存在冲突时，后代的利益是需要优先被考虑的，因为他的出生是被决定的。从心理学、社会学角度来看，孩子出生、成长在一个完整的家庭是最佳的。与婚姻家庭割裂，利用人工辅助生殖技术进行的生育，可能很少考虑到因应用这一技术而出生的孩子的利益，因此很难得到伦理学的支持。

现行《人类辅助生殖技术管理办法》是参照《人口与计划生育法》制定的。相关管理规定给冻卵技术的临床应用划出了很宽的安全线，所以只要不逾线，这项技术可以给一部分有需求的女性带来福音。对于冻卵技术而言，卵母细胞只是储存在体外，并未进入生育阶段，一些可能存在的风险可以在其进入生育阶段后进行控制。按照我国辅助生殖技术管理办法，患者必须已婚并符合《人口与计划生育法》的相关

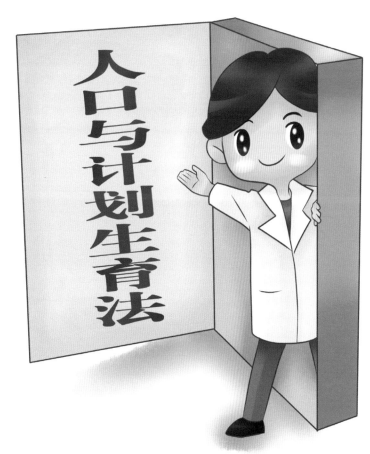

人口与计划生育法

规定，才能进入后续试管婴儿技术的实施环节。如果一味禁止这项技术的使用，有可能导致有需求的患者因正常渠道走不通而转向非法机构。冻卵技术必须在有资质的医疗机构进行规范应用。

（李楠楠）

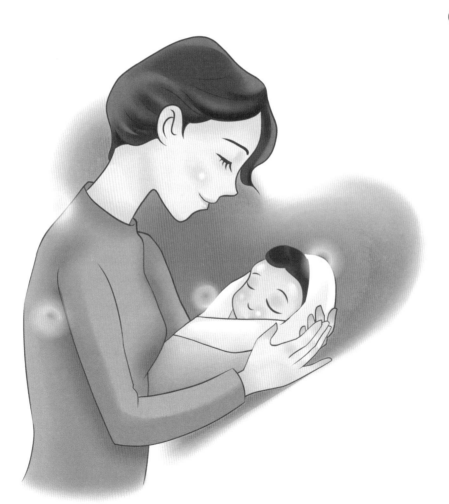

# 33

## 养孩子难，"养卵"更难

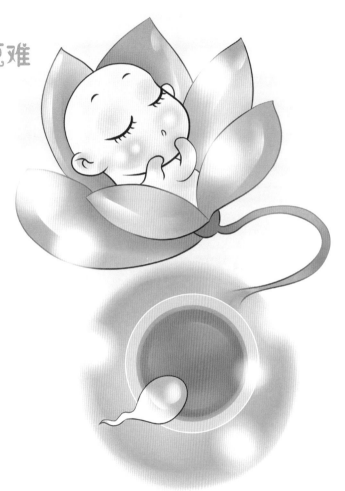

生命的开始源于精子和卵母细胞的结合，"根正"才能"苗红"。卵子质量直接影响受精卵的产生及胚胎的发育、种植、妊娠等结局。

在体外受精助孕过程中，有相当一部分高龄、反复种植失败或反复流产的患者，卵母细胞质量是影响其妊娠结局的关键因素之一。要改善卵母细胞质量差的患者的妊娠结局，关键在于改善卵母细胞质量以获得有良好发育潜能的胚胎。

除年龄和遗传因素以外，生活方式对卵母细胞质量的影响是最大的。做到以下几点，有助于改善卵母细胞质量，提高受孕率。

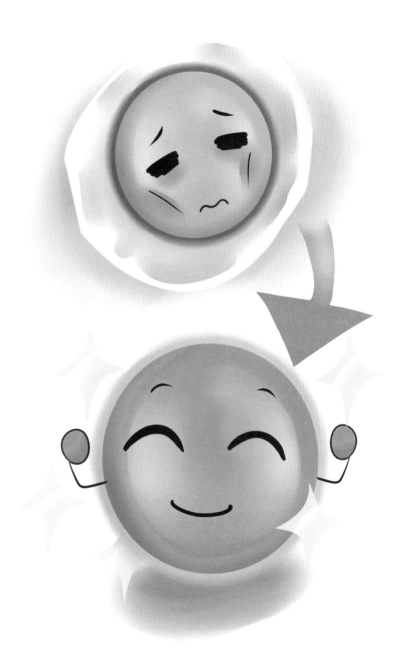

1. 保持心情愉悦

克服焦虑情绪，拥有好的心态非常重要。

2. 适当运动

适当的体育锻炼可以帮助女方提高身体素质，维护并保持卵母细胞的质量。

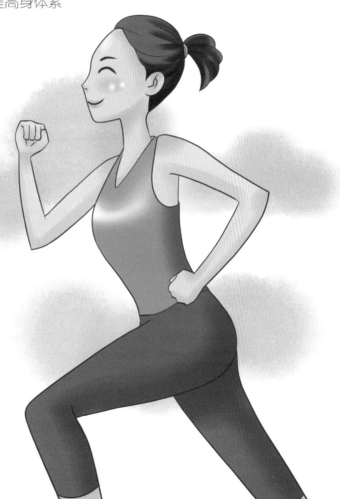

### 3. 规律均衡饮食

每天三餐要规律，避免暴饮暴食，避免因营养平衡失调而影响内分泌功能。内分泌失调会影响排卵。

### 4. 戒烟，戒酒

吸烟和饮酒时，毒性物质进入体内可以直接作用于卵母细胞，使女性提早进入绝经期。长期吸烟还可损害女性内分泌系统，从而影响卵巢功能。

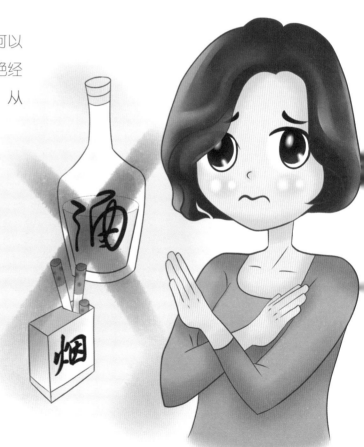

5. 注意工作与生活的环境状态

卵母细胞质量和环境有关，一旦环境出现问题，卵母细胞质量容易受影响，尤其是染色体可能会出现突变。因此，一定要保证自己接触的环境干净、安静。此外，还应尽力避免辐射等不利因素。

6. 药物辅助治疗

有些研究报道，生长激素可以改善卵母细胞质量；脱氢表雄酮（dehydroepiandrosterone，DHEA）、辅酶$Q_{10}$等也可以在一定程度上改善卵母细胞质量。另外，中医中药在临床的应用越来越广泛，也可作为一种改善卵母细胞质量的手段。当然应用这些辅助药物前应找专业的生殖科医生咨询，以免错用药物导致身体其他系统器官受到损害。

原始卵泡体外激活（in vitro

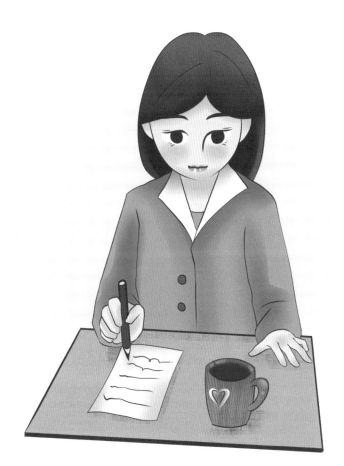

activation of primordial follicles，IVA）技术是目前辅助生殖的新技术，有望为卵巢早衰患者带来助孕的新希望，但目前还处于研究阶段，还需要更多的临床实践证实其有效性。

从原始卵泡发育为成熟卵泡平均需要85天的时间，所谓"用卵1日，养卵3月"。如果肯花3个月去尝试一些改变和调整，卵巢功能和卵母细胞质量还是会得到很大改善的。

（李楠楠）

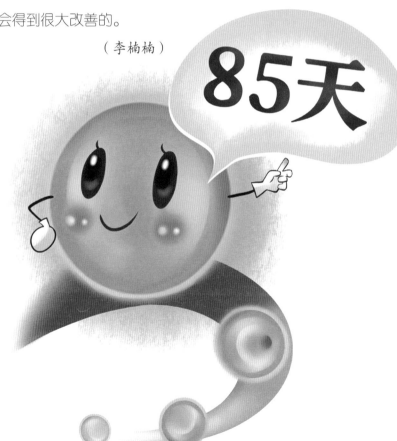

# 34

## 体外养卵知多少

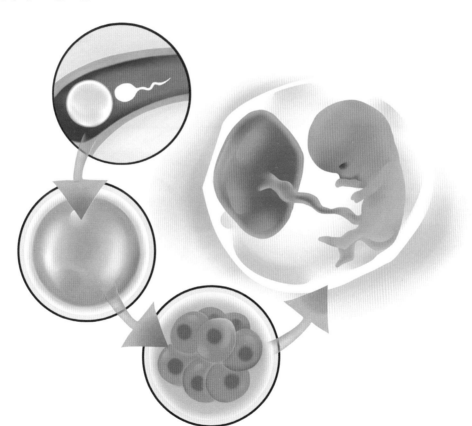

"瓜熟蒂落"大家都不陌生，怀孕、分娩过程也是如此。成功的受孕需要一个发育成熟的卵母细胞和精子结合形成胚胎，进而发育成胎儿。对于不孕的患者，助孕的一个重要环节就是获得成熟的卵母细胞。医生往往会利用大量的促排卵药物，让众多潜在的小卵泡发育成熟，然后在超声监测下经阴道用穿刺针取出卵子，体外与精子结合，形成受精卵，发育成胚胎，最后移植回体内。以上即体外受精－胚胎移植技术，大家更习惯称其为试管婴儿技术。

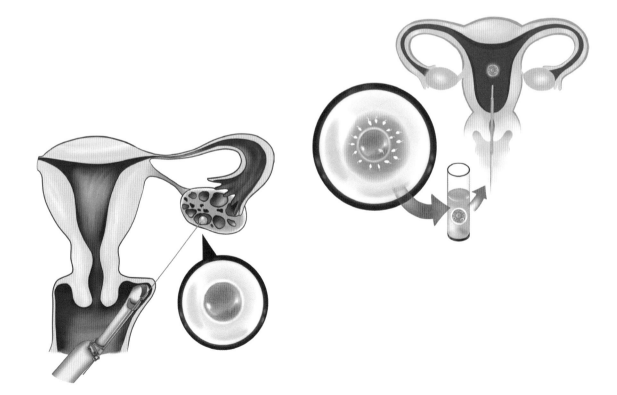

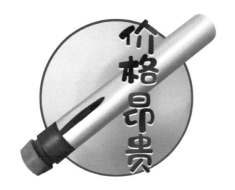

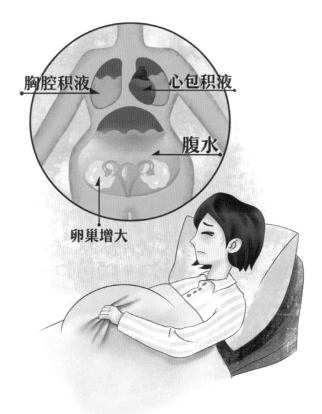

胸腔积液　　心包积液

腹水

卵巢增大

试管婴儿技术已经很成熟，也帮助无数不孕不育夫妻实现了当父母的愿望，可它的缺点大家可能知道的不多。首先，促排卵药物价格昂贵；其次，卵巢容易出现过激反应，即卵巢过度刺激综合征，患者出现腹胀、胸腔积液、腹水、卵巢增大，严重时可危及生命；另外，该技术需要一段时间完成促排卵过程，不适于治疗无法推迟的患者，例如因肿瘤需要进行生育力保存的患者，肿瘤治疗的时限性导致其不适于接受促排卵治疗，并且促排卵过程中的高雌激素水平还有可能加重一些雌激素依赖性肿瘤患者的病情。

下面介绍一种新技术——"体外养卵"，规范名称是未成熟卵母细胞体外成熟培养（in vitro maturation，IVM），即在自然周期或小剂量促排卵药物刺激下获取未成熟卵母细胞，再模拟体内卵母细胞成熟环境，在体外培养系统将其培养成熟，联合体外受精和胚胎移植术使患者获得妊娠。该技术具有治疗简单、使用外源激素少、避免卵巢过度刺激等优势，明显降低治疗成本，并能预防促排卵的不良反应。

1991年世界首例IVM试管婴儿诞生。迄今为止，已经有越来越多的患者借助于这项技术成功妊娠。该技术不仅可以帮助不孕患者妊娠，避免促排卵带来的不良反应，还适用于年轻肿瘤患者的生育力保护与保存。患者可以在治疗前快速通过IVM技术获得卵母细胞，保存生育力，无须延缓肿瘤治疗。此外，也可以在放化疗前切除部分卵巢组

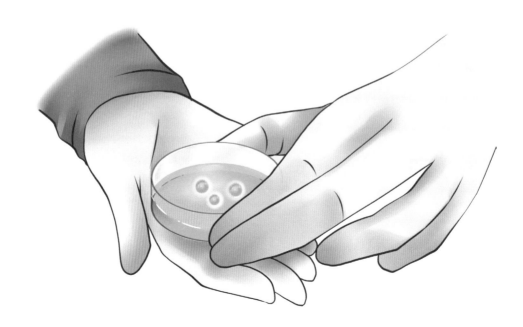

织的皮质部分，从皮质中获得未成熟卵母细胞行IVM培养，然后将成熟的卵母细胞冷冻保存。

IVM作为新的人类辅助生殖技术已应用30年，无论在实验室或临床方面的研究都取得了一定进展，已成为辅助生殖技术中比较成熟的可供选择的治疗方案之一，尤其对于卵巢高反应、卵巢过度刺激高风险人群以及肿瘤患者，IVM的作用日益明显。随着这项技术的不断完善，将会给患者带来新的选择和希望。

（张春梅）

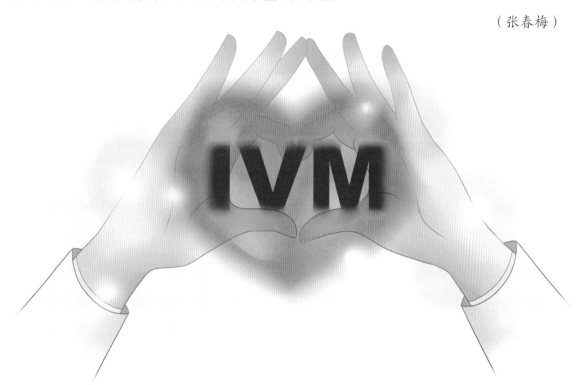

# 35

## 卵巢上的癌会"传染"给宝宝吗?

卵巢组织冻存是在腹腔镜手术下从没有患癌或没有癌转移的健康卵巢中取出一部分卵巢皮质，经过特殊转移液存放，送到卵巢组织冻存库，按严格条件冷冻后转移到冻存罐中长期保存，待需要时再将冷冻卵巢组织复苏后移植回自体，为患者保留生殖及内分泌功能。

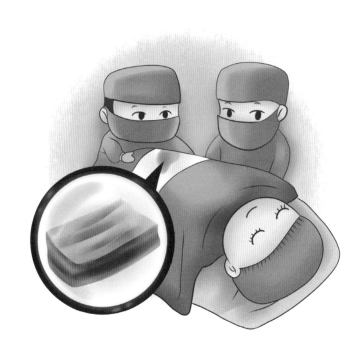

## 卵巢组织冻存安全吗？

卵巢组织冻存的基本原则是不能损害患者的利益：既不能延误患者癌症的治疗，又不能在卵巢组织移植时引入癌细胞。

移植冻融的卵巢组织基本上是安全的。必须在卵巢移植前保证组织中完全没有癌细胞，以避免癌症的复发和播散。

理想的情况是，在开始性腺毒性治疗前冻存卵巢皮质，以保存未受损伤的卵泡。但年轻女性卵巢中的卵泡数较多，能够耐受一定剂量的化疗药物，在癌症治疗后进行卵巢组织冻存同样是有价值的。此外，对于白血病等肿瘤患者，适度的化疗可能有助于清除卵巢组织中的癌细胞，降低移植后原发病复发的风险。

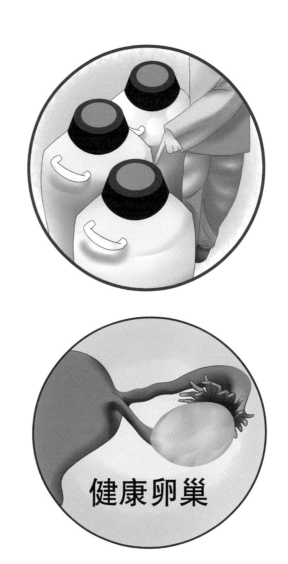

健康卵巢

肿瘤的病理类型与卵巢组织移植后肿瘤再植风险密切相关。因此，卵巢组织冻存应限定于特定的患者和卵巢转移风险较低的疾病。如果冻存的是具有癌细胞转移风险的卵巢组织，则需要精良的方法来排除卵巢转移的癌细胞。目前聚合酶链反应、荧光原位杂交等分子遗传学及细胞遗传学方法的应用能够有助于在一定范围内检测出卵巢组织中的肿瘤细胞，大大降低了卵巢组织移植时将肿瘤细胞带入体内的风险。

## 不同疾病的肿瘤转移风险

| 高风险 | 中风险 | 低风险 |
| --- | --- | --- |
| 白血病 | 乳腺癌Ⅳ期，浸润性小叶型 | 乳腺癌Ⅰ～Ⅱ期，浸润性导管型 |
| 神经母细胞瘤 | 结肠癌 | 子宫颈鳞癌 |
| Burkitt淋巴瘤 | 子宫颈腺癌 | 霍奇金淋巴瘤 |
| | 非霍奇金淋巴瘤 | 非生殖器官横纹肌肉瘤，肾母细胞瘤 |
| | 尤文肉瘤 | |

总之，卵巢组织移植是相对安全的，临床上医生会根据患者所患疾病类型，采用先进的技术手段，从各个环节为卵巢组织移植的安全性保驾护航。

（杜晓果）

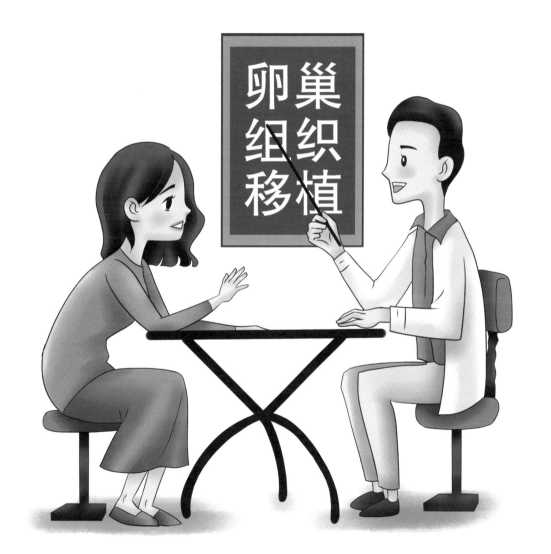

卵巢组织移植

# 36

## 不做生育力保存的法盲

前面已经介绍过，生育力保存可以帮助因疾病需要接受妇科手术治疗或者放疗、化疗的年轻女性保留一份当妈妈的希望。但是，随着社会的不断发展，女性参与社会分工越来越多，因为经济、教育和社会等因素持续推迟生育者屡见不鲜。很多30

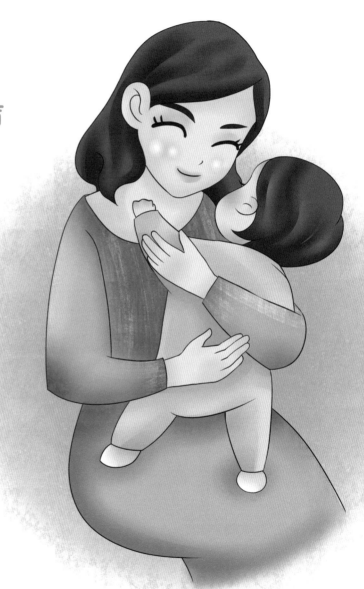

多岁的未婚女性表示，目前还没有结婚对象，精力也主要放在事业拼搏上，所以想在生育力最好的阶段冻存部分卵母细胞，给自己上一个"生育力的保险"。生殖科医生们能否满足她们这些生育力保存的需求？这些需求能不能得到我国法律的支持？下面我们就一起学习一下我国相关的政策法规。

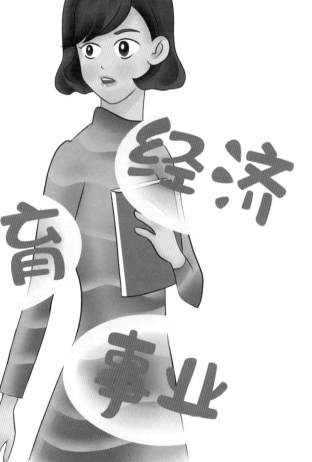

我国的《人类辅助生殖技术规范》中明确规定，禁止给不符合国家人口与计划生育法规和条例规定的夫妇和单身妇女实施人类辅助生殖技术。也就是说，想要接受辅助生殖技术的帮助，必须是已婚的女性，如未婚者要想进行生育力的保存，必须是像接受放疗的肿瘤患者一样有生殖障碍风险的特定人群。所以，我国还是鼓励适龄婚配，在生孩子的最佳年龄结婚生子，不提倡对没有医疗指征的未婚者进行生育力保存。

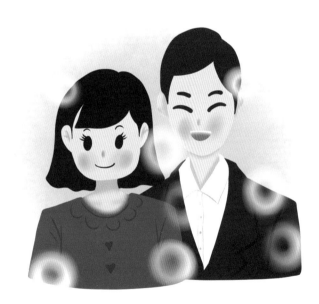

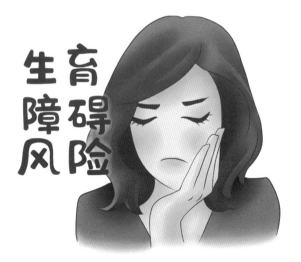

狭义上的生育力保存指的是为自己保存生育力以待将来自己使用，即"自用"；而广义上的生育力保存，则是将保存的生育力供给有需要的其他人使用，即"他用"，比如赠卵、赠精等。关于这部分内容，我国的法律法规又是如何规定的呢？

　　我国的《人类辅助生殖技术管理办法》规定，禁止以任何形式买卖配子、合子和胚胎。也就是说，供精、供卵只能是以捐赠助人为目的，禁止买卖。《人类辅助生殖技术规范》规定，每位赠卵者最多只能供给5名妇女受孕。赠卵只限于人类辅助生殖治疗周期中剩余的卵母细胞，禁止任何组织和个人以任何形式募集供卵者进行商业化的供卵行为。

　　总之，生育是事关人类繁衍、社会发展进步的大事，生育力保存为有生育障碍风险者、不孕不育者或患有遗传病的夫妇提供了实现生育的途径，有利于家庭稳定和社会和谐。生育力保存固然是个人的权利，但生育

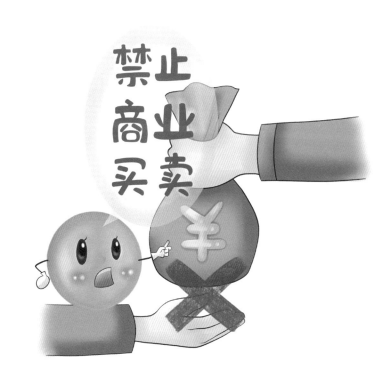

涉及一系列的社会、伦理问题，生育上的绝对自由只会给人类带来灾难，所以必须要遵循相关的法律法规，符合伦理规范和社会习俗，才能使该技术更好地为人类服务。

（王洋）

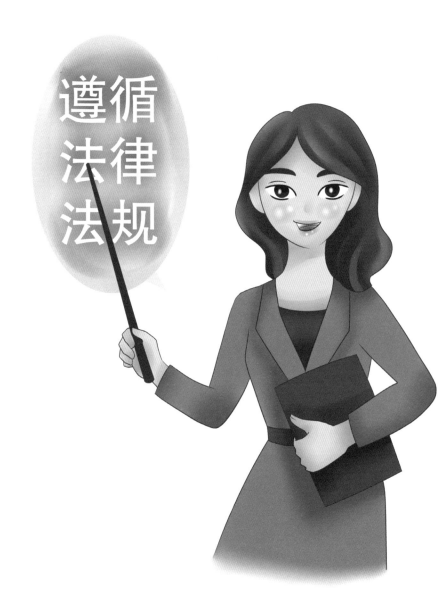